FORSCHUNGSBERICHTE DES LANDES NORDRHEIN-WESTFALEN

Nr. 1787

Herausgegeben
im Auftrage des Ministerpräsidenten Dr. Franz Meyers
vom Landesamt für Forschung, Düsseldorf

Prof. Dr. Erich A. Müller
Dipl.-Ing. Herbert Schnauber

Max-Planck-Institut für Arbeitsphysiologie, Dortmund

Der Tremor bei statischer Haltearbeit
in Abhängigkeit von Kraft, Masse,
Elastizität und Dauer

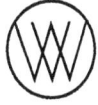

Springer Fachmedien Wiesbaden GmbH

ISBN 978-3-663-06053-6   ISBN 978-3-663-06966-9 (eBook)
DOI 10.1007/978-3-663-06966-9
Verlags-Nr. 011787
© 1966 by Springer Fachmedien Wiesbaden
Ursprünglich erschienen bei Westdeutscher Verlag, Koln und Opladen 1966

Inhalt

1. Vorbemerkungen 7

2. Einfluß der Haltekraft und der Art der Gegenkraft auf den Tremor 8
   2.1 Einleitung 8
   2.2 Methodik 10
   2.21 Versuchsanordnung 10
   2.22 Meßmethode 12
   2.23 Bestimmung der Maximalkräfte 14
   2.24 Versuchsplan 14
   2.3 Versuchsergebnisse 15
   2.31 Frequenz des Tremors in Abhängigkeit von der Gegenkraft 15
   2.32 Beschleunigungsamplitude des Tremors in Abhängigkeit von der Gegenkraft 17
   2.4 Diskussion 20

3. Einfluß der Ermüdung auf den Tremor 21
   3.1 Einleitung 21
   3.2 Methodik 25
   3.3 Versuchsergebnisse 25
   3.31 Einfluß der Ermüdung auf die Frequenz des Tremors 25
   3.32 Einfluß der Ermüdung auf die Beschleunigungsamplitude des Tremors 25
   3.4 Diskussion 30

4. Praktische Folgerungen 33

5. Zusammenfassung 34

6. Literaturverzeichnis 35

1. Vorbemerkungen

Es kann als bekannt vorausgesetzt werden, daß bei statischer Haltearbeit kein absoluter Stillstand des ruhig zu haltenden Körpergliedes möglich ist. Neben willkürlichen Korrekturen treten unwillkürliche Bewegungen unterschiedlicher Größe und Frequenz auf, die als Tremor bezeichnet werden. Die physiologischen Ursachen dieses Tremors sind bisher nur ungenügend erforscht.
Die vorliegende Untersuchung stellt die arbeitsphysiologischen Probleme des Tremors in den Vordergrund. Wir befassen uns im ersten Teil dieses Forschungsberichtes mit den äußeren physikalischen Bedingungen und ihrem Einfluß auf den Tremor, im zweiten Teil mit den Beziehungen zwischen Arbeitsschwere, Arbeitsdauer und Ermüdung, gemessen an der Ausdauer und am Tremor.

2. Einfluß der Haltekraft und der Art der Gegenkraft auf den Tremor

2.1 Einleitung

JUNG [9] und BUTTERFIELD und DIXEY [4] untersuchten neben inneren physiologischen Faktoren auch die äußeren mechanischen Bedingungen des Tremors. Sie erwähnen den möglichen Einfluß der Trägheitsmomente der Gliedmaßen auf den Tremor, die sich den rhythmischen Bewegungen der menschlichen Muskulatur entgegenstellen. Sie vermuten, daß die Unterschiede der Frequenzen bei den physiologischen Tremorformen an verschiedenen Körperteilen und die interindividuelle Amplitudenstreuung hiervon abhängen. Rasche Zitterbewegungen von mehr als 12 Hz sind nur an den Fingern, nicht aber an größeren Gliedmaßen nachzuweisen. Auch die Federkonstante und die Eigenfrequenz elastischer Gegenkräfte sind ihrer Meinung nach von Bedeutung.

HALLIDAY und REDFEARN [8] untersuchten den Einfluß mechanischer Faktoren auf Amplitude und Frequenz des Tremors. HALLIDAY und REDFEARN, die eine Analyse des Fingertremors an gesunden Versuchspersonen vornahmen, unterscheiden die sogenannte »natural frequency« und die Tremorfrequenz, wobei sie unter der »natural frequency« die Eigenfrequenz des Systems verstehen, die bei Beklopfen des untersuchten Fingergliedes auftritt.

Durch zusätzliche Belastung dieses Fingers sank die »Eigenfrequenz« auf ein Viertel ab, ohne daß HALLIDAY und REDFEARN in ihren Untersuchungen eine Beeinflussung der Tremorfrequenz finden konnten. Die Tremoramplitude hingegen stieg durch die Zusatzbelastung stark an. Sie kommentieren diesen Befund in der Weise, daß die mechanischen Faktoren, die zwar eine Verringerung der Eigenfrequenz mit sich bringen, keinen entscheidenden Einfluß auf die Tremorfrequenz ausüben.

In Versuchen, die mit dem praktischen Ziel unternommen wurden, Vorschläge zu einer möglichst tremorfreien Feinarbeit der Finger unterbreiten zu können, hat VOIGT [16] über Schwingungsweite und Frequenz des Tremors berichtet. Seine Untersuchungen zeigen ein reziprokes Verhalten von Amplitude und Frequenz, d. h. bei einer bis an die Fingergrundgelenke reichenden Abstützung des Armes nimmt die Schwingungsweite gegenüber nicht abgestütztem Arm stark ab, die Schwingungszahl dagegen zu. Beim freien Halten des Armes ist die Schwingungsweite groß, die Frequenz niedrig. Diese reziproke Beziehung zwischen Amplitude und Frequenz wurde schon von JUNG [9] erkannt, der die Ursache in der unterschiedlichen Masse bzw. im verschiedenen Trägheitsmoment der eingesetzten Muskeln sah. Durch Zusatzbelastung des letzten Fingergliedes hat VOIGT ebenso wie HALLIDAY und REDFEARN die mechanischen Bedingungen dieses Körperteiles geändert und dabei gleichfalls eine Zunahme der Tremoramplitude gefunden. Eine

Unterscheidung in Eigen- und Tremorfrequenz nahm VOIGT nicht vor. Das reziproke Verhalten zwischen Amplitude und Frequenz des Tremors, d. h. die Abnahme der Tremorfrequenz mit der Zunahme der schwingenden Muskelmasse, deutet seiner Meinung nach darauf hin, daß auch die Tremorfrequenz den Gesetzen einfacher mechanischer Schwingungen folgt. Sie unterliegt nach VOIGT der Federkonstanten c des schwingenden Systems, der Erdbeschleunigung g und dem Gewicht G, das in Schwingungen versetzt wird.

Während bei seinen Untersuchungen die Frequenz des Fingers deutlich über der der Hand lag, ist zwischen der im Handgelenk abgestützten Hand und dem frei schwingenden Oberarm nur noch eine ganz geringe Frequenzabnahme zu verzeichnen. Ähnlich verhält sich die Tremorfrequenz bei Erhöhung des Trägheitsmomentes eines Körperteils durch entsprechende Gewichtsbelastung. Eigentlich sollte eine deutliche Frequenzabnahme festzustellen sein, doch treten nur sehr geringe Abnahmen auf. Diese Erscheinung deutet darauf hin, daß die Tremorfrequenz von der Eigenfrequenz des Systems, die vermutlich geringer wird, unabhängig ist, daß sie einer gewissen spinalen Rhythmik oder Eigenarten der Reflextätigkeit unterworfen ist, von denen »Korrekturimpulse« in fast konstanter Zahl ausgehen. Damit vergleichbar ist ein mechanisches Schwingungsgebilde, dessen Eigenfrequenz zwar durch Zusatzmassen gesenkt werden kann, das aber z. B. durch elektrische Impulse in einer anderen als der Eigenfrequenz erregt und auf einer annähernd gleichbleibenden Frequenz gehalten wird.

Geht man von der Überlegung aus, daß ein Dehnungsreiz reflektorisch eine bestimmte mechanische Energie im gedehnten Muskel freisetzt, so muß die entstehende Gegenbewegung des Muskels unter Gewichtsbelastung in ihrer Amplitude notwendigerweise von der zu beschleunigenden Masse abhängen. Dabei ist zu erwarten, daß das größere Gewicht mit seiner größeren Masse eine kleinere Beschleunigung erfährt. In den von HALLIDAY und REDFEARN [8] durchgeführten Versuchen wurden jedoch Masse und Kraft im gleichen Verhältnis vermehrt und damit zwei sich möglicherweise unterschiedlich auf die Tremoramplitude auswirkende Variablen gleichzeitig verändert. Das gleiche trifft auch auf die Untersuchungen von VOIGT [16] zu, bei denen der Einfluß von Zusatzmassen auf Frequenz und Amplitude des Tremors beschrieben wird.

Unser Interesse richtete sich darauf, bei konstantem Trägheitsmoment des belasteten Körpergliedes die gehaltene Gegenkraft zu variieren, um zu erkennen, welchen Einfluß sie auf die Schwingungsamplitude ausübt.

Durch Änderung des Abstandes des Massenschwerpunktes vom Drehpunkt ließe sich bei konstantem Drehmoment das Trägheitsmoment eines Gliedes unabhängig von der Kraft beeinflussen, doch ist das wegen der nicht zu verändernden Massenverteilung des Gliedes praktisch nur begrenzt möglich. Wir erhielten eine große Zunahme der gehaltenen Kraft ohne Änderung des Trägheitsmomentes einfach dadurch, daß wir den Unterarm nicht gegen ein Gewicht, sondern gegen den Zug einer Feder gebeugt halten ließen.

Während die Haltekraft durch den bei den Gewichtsversuchen auftretenden Tremor nicht beeinflußt wird, erhöhen oder erniedrigen bei Federbelastung die Tremorbewegungen die Federgegenkraft entsprechend der Federkonstanten. Diese unerwünschten Kraftschwankungen, welche die Tremorbeschleunigung abbremsen und die Tremoramplitude verkleinern können, lassen sich aber durch die Benutzung einer genügend langen Feder mit einer entsprechend niedrigen Federkonstanten unter 1% halten.

Um die Beeinflussung des Tremors durch die Elastizität bzw. die Federkonstante einer die Gegenkraft darstellenden Feder zu untersuchen, benutzten wir neben der erwähnten Feder mit geringer Federkonstante c ein sehr steifes Dynamometer mit einem sehr hohen c und verglichen Tremorfrequenz und -amplitude dieser beiden Fälle miteinander.

2.2 Methodik

2.21 Versuchsanordnung

Abb. 1 gibt einen Überblick der bei unseren Versuchen verwendeten Anordnung. Die Versuchsperson ist im Untersuchungsstuhl fixiert, der Oberarm gegen einen Anschlag gestützt und der Unterarm um 90° gegenüber dem Oberarm gebeugt; die Beine hängen frei herunter, ohne den Boden zu berühren. Die Gegenkraft der Armbeugekraft muß also vom Sitz und der Fixierung des Schultergelenkes aufgenommen werden.

Den Untersuchungsstuhl zeigt Abb. 2. An einer zwischen Boden und Wand fixierten Säule ist der Sitz mit Rückenlehne befestigt. Darüber sichtbar ist ein in seiner Höhe verstellbarer Rahmen, der die Schalen zum Halten des Schultergürtels und die Abstützung der Oberarme trägt. Diese Schalen und die Oberarmabstützung

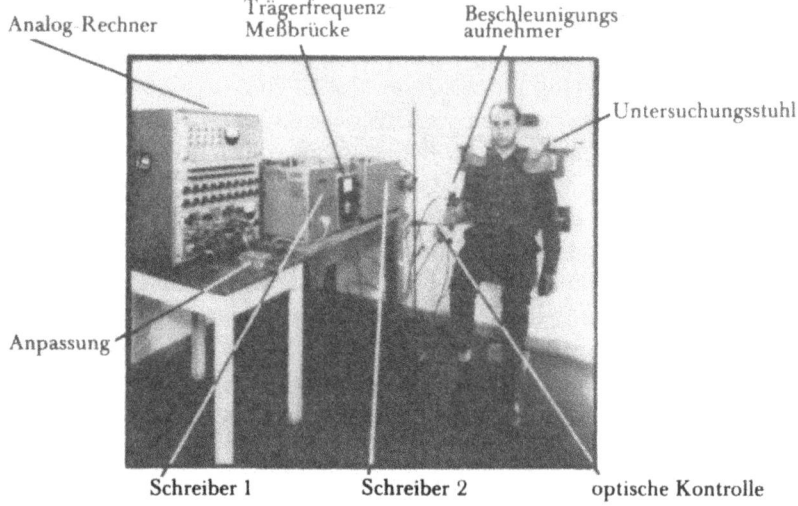

Abb. 1 Versuchsanordnung

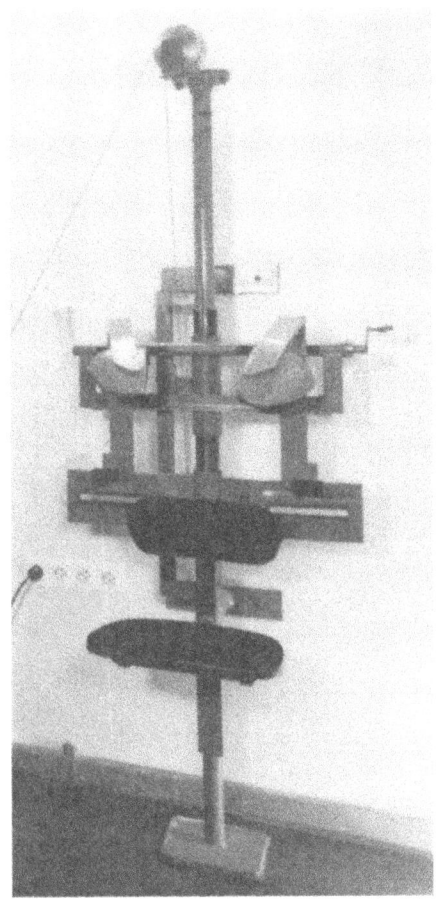

Abb. 2   Untersuchungsstuhl

sind durch eine Kurbel – rechts zu erkennen – in ihrem Abstand von der Mittellinie symmetrisch verstellbar. Durch Skalen ist die für jede Versuchsperson ermittelte optimale Einstellung festzulegen.

Den Beschleunigungsaufnehmer hielt die Versuchsperson möglichst senkrecht in der Hand. Er war auf einen Griff montiert, der an seinem unteren Ende einen Ring zur Befestigung der Gewichte oder zum Einhängen der Feder enthielt (vgl. auch Abb. 3). Die vorgegebene Unterarmstellung wurde bei den Gewichtsversuchen mit Hilfe einer Lichtanzeige eingehalten, die etwa 0,5 cm unterhalb des Handgelenkes angebracht war. Bei den Federversuchen machten wir die elektrisch gemessene Federspannung über ein Oszilloskop sichtbar (Abb. 3). Durch das Einhalten einer vorgegebenen Spannung wurde zugleich eine konstante Unterarmstellung erreicht, da wir in Vorversuchen jeweils die Länge der Feder durch zusätzliche Stahlhaken der verlangten Haltekraft und dem waagerecht zu haltenden Unterarm anglichen.

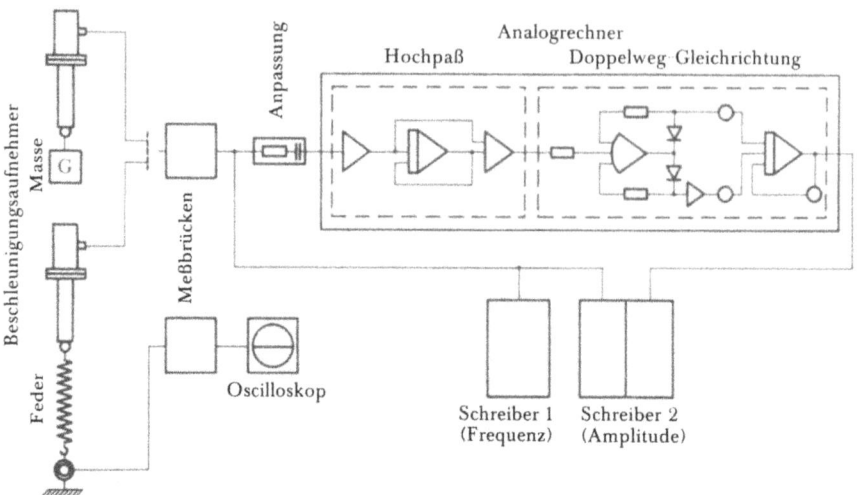

Abb. 3 Schematische Darstellung der Meßwertumformung

2.22 Meßmethode

Um den Tremor quantitativ nach Frequenz und Amplitude analysieren zu können, mußten wir eine Meßmethode finden, die empfindlich genug war, die sehr geringe Tremoramplitude im nicht ermüdeten Zustand zu registrieren, die aber in ihrer Eigenfrequenz von der Tremorfrequenz so weit getrennt lag, daß Schwebungen oder Resonanzen vermieden wurden.

Schwierigkeiten erwuchsen zunächst durch den Versuch, ein Dynamometer direkt als Meßsystem auszubilden. Bei einer Eigenfrequenz, die es gestattet hätte, sowohl alle gewünschten Haltekräfte aufzubringen als auch die Komponenten des Tremors ohne Resonanz- oder Schwebungserscheinungen aufzunehmen, wurde das System zu unempfindlich. Wir mußten deshalb Belastung und Schwingungsaufnehmer voneinander trennen.

Eine photo-elektrische Wegmessung erwies sich für unsere Zwecke als ungeeignet; für eine induktive Wegmessung konnte eine exakte und reibungslose Führung bei den von uns gewählten Belastungsarten nicht gefunden werden. Allein die Verwendung eines induktiven Beschleunigungsaufnehmers zur Messung von Frequenz und Amplitude des Tremors versprach, den Forderungen gerecht zu werden.

Der Vorteil eines solchen Beschleunigungsaufnehmers gegenüber den anderen Methoden besteht darin, daß das eigentliche Meßsystem nicht direkt mit der Gegenkraft verbunden ist, sondern frei schwingen kann und damit keiner mechanischen Beeinflussung seiner Eigendaten durch andere physikalische, von außen angreifende Größen unterliegt.

Nachteilig ist die Angabe der Amplitude des Tremors in Beschleunigungswerten. Sie stellen zwar eine definierte, aber doch eine etwas unhandliche Größe dar. Zum besseren Vergleich wäre z. B. eine Wegmessung günstiger, zumal dann sofort die Schwingungsweite und damit der Störfaktor etwa bei feinmotorischen Handlungen abgelesen werden könnte.

Will man hingegen aus der gemessenen Beschleunigung auf die den Stoß auslösende Kraft schließen, so ist dieses Maß wegen der Proportionalität zu den Kräften allerdings von Interesse.

Liegen rein harmonische (Sinus-)Schwingungen vor, dann ist es gleichgültig, welche Ableitung des Weges gemessen wird, ob die nullte (der Weg selbst), die erste (die Geschwindigkeit) oder die zweite (die Beschleunigung). Bei bekannter Frequenz kann man dann stets von der einen Größe auf die andere schließen und die für die Messung bequemste Ableitung aussuchen. Dieses Vorgehen ist auch dann noch möglich, wenn die Einwirkung nicht mehr rein harmonisch verläuft, sondern aus wenigen, im Diagramm klar erkennbaren Harmonischen besteht, die dann jedoch analysiert werden müssen.

Da wir aus meßtechnischen Gründen auf einen Beschleunigungsaufnehmer angewiesen waren, die Tremorschwingungen aber meist unregelmäßigen Charakter hatten, ist nur die Angabe einer angenäherten Schwingungsweite möglich. Dagegen konnten wir aus den gemessenen Beschleunigungen sehr gut auf die dazu nötigen Kräfte schließen.

Bei dem verwendeten Aufnehmer (Firma Vibro-Meter) handelt es sich um ein durch entsprechende Zusatzmassen auf 36 Hz Eigenfrequenz abgestimmtes, sehr empfindliches System in Doppelmembranausführung. In seinem Innern befindet sich eine über eine Trägerfrequenzmeßbrücke gespeiste Spule, durch die sich ein Tauchanker frei bewegen kann. Die Doppelmembrananordnung bietet die Gewähr dafür, daß das schwingungsfähige System nur einen Freiheitsgrad besitzt, d. h. nur auf Schwingungen in Achsenrichtung anspricht.

In Abb. 3 sind schematisch die zur Versuchsdurchführung verwendeten Geräte und der Verlauf des Signals vom induktiven Beschleunigungsaufnehmer bis zu den beiden Schreibgeräten dargestellt.

Der Tremor des Unterarms der Versuchspersonen, die ein bestimmtes Gewicht halten oder eine elastische Feder spannen mußten, wird von dem induktiven Beschleunigungsaufnehmer in elektrische Impulse umgewandelt. Jede Beschleunigung ruft eine Verschiebung zwischen Tauchanker und Spulenpaar hervor und führt zu einer Verstimmung der zuvor abgeglichenen Wechselstrommeßbrücke und damit zu einem analogen elektrischen Wert. Die im allgemeinen sehr kleine Meßspannung wird im Trägerfrequenzverstärker auf ein Vielfaches gebracht und nach vorheriger Demodulation der Trägerfrequenz den sich daran anschließenden beiden Schreibern und dem Analogrechner richtungsentsprechend zugeführt.

Während Schreiber 1 der Frequenzregistrierung und der eine Kanal des zweiten Schreibers der Aufnahme der Originalschwingungen dienen, wird gleichzeitig der Effektivwert der jeweils vorliegenden Spannung zur besseren Auswertung der Versuche auf den zweiten Kanal des Amplitudenschreibers gegeben. Der Analogrechner, der uns diesen Effektivwert liefert, war in der in Abb. 3 dargestellten Weise geschaltet. Neben einer Nullpunktunterdrückung bewirkt der im vorderen Teil des Analogrechners sichtbare Hochpaß, daß Frequenzen unterhalb von 2 Hz nicht mehr durchgelassen werden. Somit beeinflussen die langsamen, willkürlichen Korrekturen, deren Frequenz in dieser Größenordnung zu suchen ist, die Beschleunigungsmessung der wesentlich schnelleren Tremorbewegungen nicht oder nur ganz wenig. Die sich daran anschließende Doppelweggleichrichtung und der Integrator sorgen für eine Effektivwertbildung.

Die in Abb. 3 dargestellte zweite Meßbrücke und das Oszilloskop dienen der Kontrolle der einzuhaltenden Kraft bei den Federversuchen.

Nach der Registrierung des »Ruhetremors« wurden die Versuchspersonen mit 15, 20, 30, 40 oder 60% ihrer wöchentlich einmal bestimmten Maximalkraft durch Anhängen entsprechender Gewichte oder durch das Auslenken einer elastischen Schraubenfeder belastet. Das Unterarm- und Aufnehmergewicht berücksichtigten wir. Die Versuchspersonen selbst waren angewiesen, diese statische Haltearbeit kurze Zeit fortzusetzen (0,5–2,0 Min.).

2.23 Bestimmung der Maximalkräfte

Zur Messung der statischen Maximalkraft des Musculus biceps brachii der fünf Versuchspersonen, von denen vier Rechtshänder sind, benutzten wir Zug-Druck-Dynamometer. Einmal wöchentlich wurden diese Untersuchungen wiederholt, um Trainingswirkungen festzustellen und zu korrigieren.

2.24 Versuchsplan

An unseren Versuchen nahmen fünf männliche Versuchspersonen teil, deren Daten in Tab. 1 zusammengestellt sind.

Tab. 1 Daten der fünf männlichen Versuchspersonen

Versuchsperson	Alter (Jahre)	Größe (cm)	Gewicht (kg)	Mittlere Maximalkraft (kp)
Be	18	183	82	25,7
Bi	17	178	83	24,4
Fr	18	186	79	29,4
Ha	17	172	68	25,2
Kl	24	182	80	30,6

Es wurden zwei Versuchsreihen unterschieden:

1. Die Versuchspersonen mußten Bruchteile ihrer statisch gemessenen Maximalkraft in Form von Gewichten halten (Gewichtsversuche).
2. Es wurde ihnen aufgetragen, eine elastische Feder entsprechend der verlangten Prozentwerte ihrer Maximalkraft auszulenken (Federversuche).

Durchschnittlich führten wir an jeder Versuchsperson jeweils an vier Wochentagen zwei Versuche täglich durch. Die Gesamtversuchszahl, die sich ungefähr gleichmäßig auf die Versuchspersonen, die Belastungsart und die Haltekraft verteilt, betrug etwa 450.

Sowohl bei der Gewichts- als auch der Federbelastung wurden Frequenz und Amplitude des Tremors zuerst bei der Grundbelastung durch Unterarm- und Aufnehmergewicht, dann während der Zusatzbelastung durch Gewicht oder Feder aufgezeichnet, wobei die dem ersten Teil dieses Forschungsberichtes zugrundeliegenden Ergebnisse Versuchen entstammen, die nur kurze Zeit dauerten. Bei den im zeiten Teil zu beschreibenden Versuchen registrierten wir die Komponenten des Tremors hingegen bis zur Erschöpfung.

Zusätzlich verglichen wir die bei der Feder mit einer niedrigen Federkonstanten ($c = 0,5$ kp/cm) gefundenen Ergebnisse mit einer während der Vorversuche verwendeten Feder mit hoher Federkonstanten ($c = 600$ kp/cm).

2.3 Versuchsergebnisse

2.31 Frequenz des Tremors in Abhängigkeit von der Gegenkraft

Abb. 4 zeigt einen Ausschnitt einer Frequenzaufzeichnung im nicht ermüdeten Zustand bei einem im Ellbogengelenk um 90° gebeugten, nur mit seinem Eigengewicht und dem Gewicht des induktiven Beschleunigungsaufnehmers belasteten Unterarm (vgl. auch Abb. 1).

Die registrierten Frequenzen liegen im Mittel aller Aufzeichnungen im nicht ermüdeten Zustand zwischen etwa 7,5 und 9,5 Hz. Sie entsprechen ungefähr den in der Literatur zu findenden Werten, die mit 8–10 Hz für den Unterarm angegeben werden.

Bei Belastung des Unterarms der Versuchspersonen mit Gewichten oder einer elastischen Schraubenfeder ($c = 0,5$ kp/cm), die ausgelenkt werden mußte, ergab sich folgender Befund:

Während bei der Federbelastung mit zunehmender Auslenkung und damit zunehmender Belastung die Tremorfrequenzen etwas anstiegen, stellten wir bei den Gewichtsversuchen einen leichten Abfall fest. In Abb. 5 sind die ermittelten Durchschnittsfrequenzen der fünf Versuchspersonen für Feder- und Gewichtsbelastung der Haltekraft in Prozent der Maximalkraft gegenübergestellt. Es handelt sich um die Mittelwerte aus allen Versuchen, die nur sehr wenig differieren und nur in einem Fall (40% der Maximalkraft) signifikant verschieden sind, da bei beiden Belastungsarten die Abweichungen um diesen Mittelwert den Bereich von 7 bis 10 Hz durchschreiten.

Die Eigenfrequenz des hier untersuchten, schwingungsfähigen Systems »Unterarm + Hand« dürfte etwa 2 Hz betragen. Sie liegt damit bereits im unbelasteten Zustand erheblich unterhalb der Tremorfrequenz und nimmt vermutlich mit dem Ansteigen des Trägheitsmomentes bei den Gewichtsversuchen weiter ab, während sie bei der Federbelastung wahrscheinlich einen konstanten Wert beibehält.

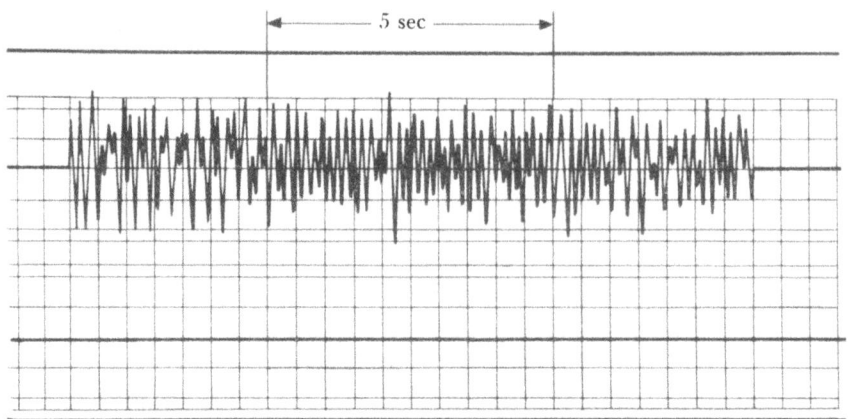

Abb. 4 Frequenzaufzeichnung im nicht ermüdeten und unbelasteten Zustand
(Versuchsperson Ha)

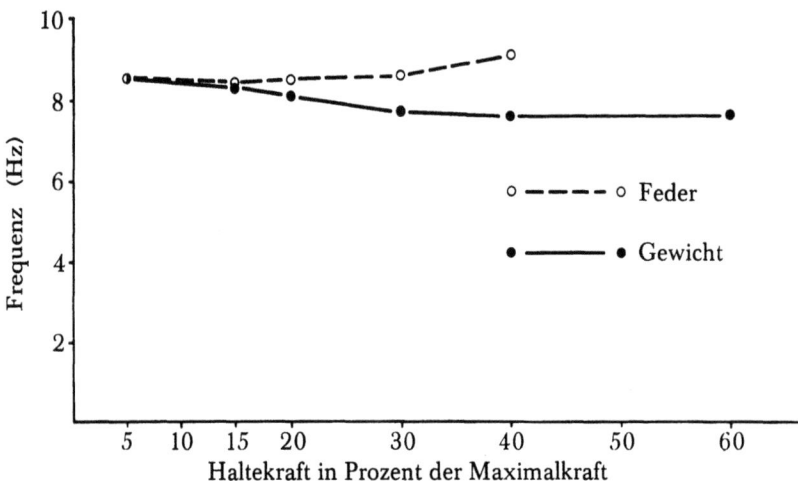

Abb. 5 Tremorfrequenz im nicht ermüdeten Zustand bei verschiedener Haltekraft
gegen Gewichts- und Federbelastung ($c = 0{,}5$ kp/cm)
(Mittelwerte aller Versuche)

In Übereinstimmung mit früheren Untersuchungen – HALLIDAY und REDFEARN [8] – scheint die Tremorfrequenz unabhängig von der Eigenfrequenz zu verlaufen. Es sind in unseren Versuchen zwar Unterschiede in der Tremorfrequenz zwischen Feder- und Gewichtsbelastung aufgetreten, doch liegen die niedrigsten gemessenen Frequenzen immer noch höher als die Eigenfrequenz des Systems.

Im Gegensatz zu der Eigenfrequenz, die mit zunehmender Masse vermutlich weiter sinkt, bleibt die Tremorfrequenz nahezu unverändert. Dies spricht für eine Verankerung der Tremorfrequenz im peripheren, über Eigenreflexe ablaufenden Steuerkreis.

2.32 Beschleunigungsamplitude des Tremors in Abhängigkeit von der Gegenkraft

Während sich die Tremorfrequenzen bei Feder- und Gewichtsbelastung nur wenig mit der Haltekraft änderten, traten bei der Tremoramplitude sowohl in Abhängigkeit von der Art der Gegenkraft als auch in Abhängigkeit von der Belastung deutliche Unterschiede auf.

Abb. 6 gibt die am Anfang einer statischen Arbeit unterschiedlicher Schwere und Gegenkraft im nicht ermüdeten Zustand gemessene Beschleunigung im Mittel der fünf Versuchspersonen wieder. Die Haltekraft von etwa 5% der Maximalkraft kennzeichnet den bei Belastung durch Unterarmgewicht und Aufnehmer (370 Gramm) gefundenen Wert. Er beträgt im Durchschnitt aller Versuchspersonen 0,006 g.

Bei den Federversuchen, bei denen mit zunehmender Belastung das Trägheitsmoment konstant bleibt, sich also nur Kraft des Muskels und Spannung der Feder ändern, steigt die Tremoramplitude etwa linear mit der Belastung. Bei den Gewichtsversuchen, bei denen mit der Haltekraft auch das Trägheitsmoment im gleichen Verhältnis zunimmt, verändert sich die Amplitude hingegen nicht oder nur ganz wenig. Das gilt gleichermaßen für alle fünf untersuchten Versuchspersonen.

Wir glauben, daß die Tremoramplitude die Folge eines ungewollten, relativ plötzlichen Nachlassens der gehaltenen Muskelspannung und ihrer reflektorischen Korrektur darstellt. Aus der Masse des Unterarms und der eventuell angehängten Gewichte und aus der gemessenen Beschleunigung muß sich die Kraft des Reflexinpulses, die Tremorkraft P_T, berechnen lassen.

Da bei einem Tremorweg von höchstens 2 mm im nicht ermüdeten Zustand eine lineare Bewegung und Beschleunigung der in der Hand konzentriert gedachten

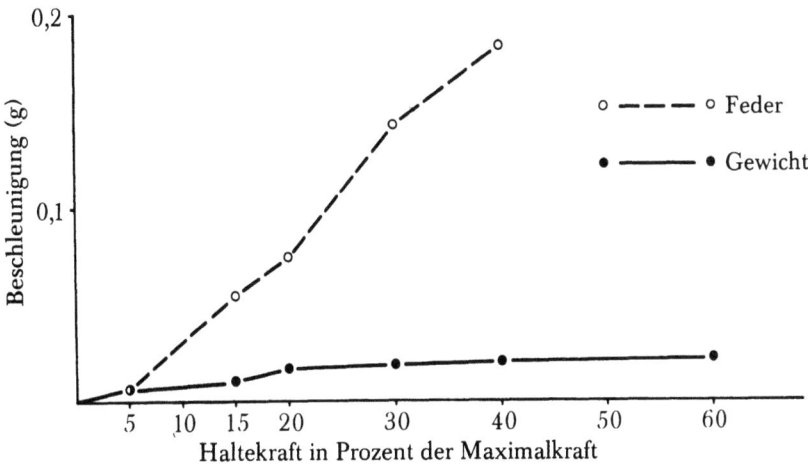

Abb. 6 Tremorbeschleunigung im nicht ermüdeten Zustand bei verschiedener Haltekraft gegen Gewichts- und Federbelastung ($c = 0,5$ kp/cm)
(Mittelwerte aller Versuche)

Masse angenommen werden konnte, haben wir auf die Einführung von Trägheitsmomenten bzw. Drehmomenten und Winkelbeschleunigungen verzichtet und nur mit senkrecht in Handmitte wirkenden Massen, Kräften und Beschleunigungen gerechnet. Aus der bekannten Unterarmmasse in Handmitte (m_{UA}), der Masse der in der Hand gehaltenen Gewichte (m_G) und der in diesem Punkt gemessenen Beschleunigung (b_T) errechnet sich die Tremorkraft (P_T):

Im Falle der Federbelastung:

$$P_T = m_{UA} \cdot b_T \qquad (1)$$

Im Falle der Gewichtsbelastung:

$$P_T = (m_{UA} + m_G) \cdot b_T \qquad (2)$$

Die P_T-Werte für Feder und Gewicht wurden für die Haltekräfte von 5, 15, 20, 30, 40 und 60% der maximalen Haltekraft bestimmt. Das Unterarmgewicht ermittelten wir durch Ausmessen des Unterarmes und reduzierten es auf die Handmitte (m_{UA} für Handmitte = 1,2 kg). Die errechneten Werte wurden in Tab. 2 zusammengestellt.

Tab. 2 Beschleunigungswerte und Tremorkräfte mit Standardabweichungen
(Mittelwerte aller Versuche im nicht ermüdeten Zustand)

	Haltekraft in Prozent der Maximalkraft	Haltekraft (kp)	Tremorbeschleunigung (g)	Tremorbeschleunigung ($s_{\bar{x}}$ %)	Tremorkraft (kp)	Tremorkraft ($s_{\bar{x}}$ kp)	Tremorkraft in Prozent der Haltekraft
Ruhewert (unbelasteter Arm)	ca. 5	ca. 1,5	0,006	12,3	0,07	0,009	4,7
Gewichtsbelastung	15	4,0	0,010	8,0	0,39	0,030	9,8
	20	5,4	0,016	4,4	0,85	0,040	15,7
	30	8,1	0,018	2,8	1,43	0,040	17,7
	40	10,8	0,020	3,0	2,12	0,064	19,6
	60	16,2	0,021	5,7	3,34	0,190	20,6
Federbelastung	15	4,0	0,054	12,0	0,64	0,077	16,0
	20	5,4	0,074	4,7	0,87	0,040	16,1
	30	8,1	0,143	7,0	1,68	0,120	20,7
	40	10,8	0,185	5,0	2,18	0,110	20,2

Abb. 7 gibt die Abhängigkeit der Tremorkraft von der Haltekraft für Gewichts- und Federbelastung wieder. Beide Kurven decken sich und steigen proportional mit der Haltekraft. Nur bei 15% der maximalen Haltekraft ist die Tremorkraft bei Gewichtsbelastung signifikant kleiner als bei Federbelastung. Sowohl bei den Gewichts- als auch bei den Federversuchen wird bei gleicher Haltekraft durch die Reflexe eine ungefähr gleich große Kraft ausgelöst, die aber je nach dem zu überwindenden Trägheitsmoment eine verschieden große Beschleunigung und damit meist auch eine verschieden große Wegamplitude hervorruft, da die Frequenz sich nicht sehr stark ändert.

Die in Abb. 6 dargestellten, unterschiedlichen Beschleunigungen für Gewichts- und Federbelastung sind also nur durch die verschiedenen Trägheitsmomente verursacht. Bei steigender Haltekraft nimmt die Tremorkraft in dem Maße zu, wie bei Gewichtsbelastung die Masse bzw. das Trägheitsmoment des Systems »Unterarm + Gewicht« wächst. Die geringere Beschleunigung und Bewegung des Unterarmes bei der Gewichtsbelastung ist darauf zurückzuführen, daß das reflektorisch ausgelöste Heben des Gewichtes die Tremorkraft größtenteils aufzehrt und damit ein geringerer Tremor zu verzeichnen ist.

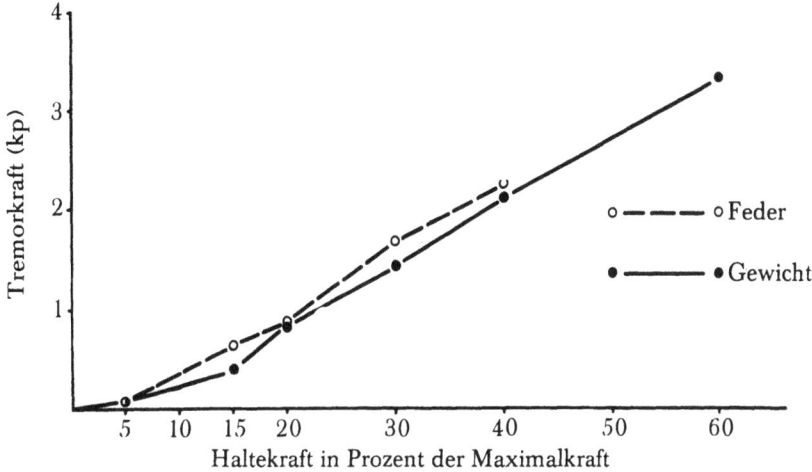

Abb. 7 Tremorkräfte im nicht ermüdeten Zustand in Abhängigkeit von der Haltekraft bei Gewichts- und Federbelastung ($c = 0,5$ kp/cm)
(Mittelwerte aller Versuche)

Aus Tab. 2 errechnet sich die Tremorkraft zu rd. 19% der Haltekraft. Die Wirkungsdauer der Tremorkraft muß kürzer als die halbe Schwingungszeit des Tremors sein, d. h. bei einer Frequenz von etwa 8 Hz kürzer als 0,06 Sek. Die statische Haltearbeit schwankt also etwa 10% um ihren vorgegebenen Mittelwert.

Die Höhe der Amplituden bei der Federbelastung hängt von der Federkonstanten c ab. Mit zunehmendem c gehen immer größere Anteile der Tremorkraft in die Spannarbeit der Feder; es bleibt immer weniger Kraft übrig, um die Masse des Unterarmes zu beschleunigen.

In Vorversuchen untersuchten wir den Tremor beim Halten von Gegenkräften, die mit einer Feder der Federkonstanten $c = 600$ kp/cm erzeugt wurden. Dieses System kommt einer Abstützung gegen einen festen Punkt sehr nahe. Während die Frequenz auch hier etwa den gleichen Wert hatte, war die Amplitude des Tremors fast verschwunden; sie fiel in unserer Abb. 6 praktisch mit der Abszisse zusammen.

2.4 Diskussion

Die Haltekraft ist durch die Gegenkraft kompensiert. Wird der Muskel durch Nachlassen der Haltekraft länger, so ist jede, diese Längung aufhaltende und den Muskel wieder verkürzende, reflektorische Kraftzunahme das, was wir als Tremorkraft bezeichnet haben. Die Tremorkraft stellt also eine die Haltekraft korrigierende Krafterhöhung dar. Es wurde nachgewiesen, daß diese rhythmisch mit rd. 8 Hz auftretenden reflektorischen Kraftimpulse unabhängig von der gehaltenen Masse den unwillkürlich entstehenden Kraftabfall kompensieren können. Die gemessenen Tremorbeschleunigungen zeigen, daß bei einer gegebenen Haltekraft, aber verschiedener Masse, die Tremorkraft unabhängig von der Masse konstant ist. Die Tremorkraft nimmt proportional der Haltekraft zu.
Die Aufrechterhaltung einer »mittleren isometrischen Ruhestellung«, um die die Tremorschwankungen stattfinden, ist aber nicht allein das Resultat der reflektorischen Steuerung, sondern bedarf zusätzlicher, willkürlicher, optisch orientierter Kraftänderungen. In jedem Fall ist diese zusätzliche, willkürliche Steuerung aber sehr viel langsamer als die reflektorische; sie wirkt nur ausgleichend.
Praktisch folgt aus den experimentellen Ergebnissen: Geht man von einem frei gehaltenen, unbelasteten Körperglied aus, das nur der Schwerkraft unterworfen ist, so wird die dann auftretende Tremoramplitude durch Zusatzgewichte bei nicht ermüdendem Halten praktisch nicht beeinflußt. Auch die Frequenz ändert sich kaum. Vergrößert wird die Amplitude, wenn eine zusätzliche Haltearbeit nicht durch Gewichte, sondern durch die Auslenkung einer Feder mit geringer Federkonstante aufzubringen ist. Vermindert wird die Amplitude, wenn die Federkonstante der auszulenkenden Feder sehr hoch ist. Das Minimum wird praktisch bei starrer Abstützung erreicht.

3. Einfluß der Ermüdung auf den Tremor

3.1 Einleitung

Im folgenden wollen wir uns mit den Auswirkungen der Ermüdung auf den Tremor beschäftigen. Wir wissen, daß die Ausführung einer über die individuell unterschiedliche Dauerleistungsfähigkeit hinausgehenden, statischen oder dynamischen Arbeit nur eine begrenzte Zeit lang möglich ist, da die Muskeldurchblutung nicht mehr ausreichend erhöht werden kann, um die Energieversorgung, die Beseitigung der anfallenden Ermüdungsstoffe bzw. Stoffwechselprodukte und der entstehenden Wärmemenge zu bewältigen. Dieser Ermüdung parallel vergrößern sich die Tremorbewegungen.
Da wir aus den Untersuchungen von ROHMERT [11, 12] über die statische Arbeit die gesetzmäßige Abhängigkeit der Ermüdung von der Haltekraft und der Haltedauer kennen, war es interessant, die Beziehungen zwischen der so definierten Ermüdung und dem Tremor zu untersuchen.
Alle uns zugänglichen Ergebnisse, die im Zusammenhang mit physiologischer Ermüdung seither über den Tremor gewonnen wurden, sind in Tab. 3 zusammengestellt. Wir wollen mit BINET [1, 2], der sich als einer der ersten eingehender mit dem physiologischen Tremor bei körperlicher Arbeit befaßte, zwischen unilateralem und generellem Tremor unterscheiden. Der »unilaterale« Tremor soll das Zittern derjenigen Muskelgruppe sein, die Arbeit leistet oder geleistet hat, während der »generelle« Tremor eine durch die Arbeit der gleichen oder anderer Muskelgruppen hervorgerufene »Allgemeinerscheinung« darstellt, die sich also auch an Muskeln zeigt, die vorher nicht beansprucht wurden.
Von den in Tab. 3 aufgeführten Autoren haben vier den Tremor der belasteten Muskelgruppen gemessen – BINET [1, 2], BOUSFIELD [3], FRENCH [7] und BUTTERFIELD und DIXEY [4] –; drei Autoren – TUTTLE, JANNEY, WILKERSON und IMIG [14], SLATER-HAMMEL [13] und VETTER und HORVATH [15] – registrierten generelle Wirkungen des Tremors und zwei Autoren – EAGLES, HALLIDAY und REDFEARN [5] sowie MITCHEM und TUTTLE [10] – haben beide Erscheinungen des Tremors untersucht.
Die Ergebnisse zeigen fast einheitlich, daß, obwohl es sich um die unterschiedlichsten Versuchsbedingungen und Untersuchungsmethoden handelte, ermüdende Muskelbeanspruchung die Tremoramplitude stark erhöht. Die Frequenz des Tremors verändert sich dagegen mit der Ermüdung nur wenig oder gar nicht. Lediglich zwei Autoren finden unterschiedliche Frequenzen: BOUSFIELD [3] eine Zunahme, VETTER und HORVATH [15] eine Abnahme gegenüber den Ausgangsbedingungen, d. h. vor und nach ermüdender Arbeit, die bei BOUSFIELD im Hochziehen von Gewichten, bei VETTER und HORVATH in Fahrradergometerarbeit bestand.

Tab. 3 Ergebnisse früherer Untersuchungen

Verfasser	Jahr	Belastungsart	Ort der Registrierung des Tremors	Ergebnisse
BINET, L	1918	Gewicht halten	Arm (B)	Amplitudenzunahme, aber keine Veränderung der Frequenz (8–9 Hz)
BOUSFIELD, W. A.	1932	Gewichte hochziehen	Finger der rechten Hand (rechter Unterarm abgestützt) (B)	Amplitude und Frequenz (8,1 auf 9,3 Hz) steigen direkt mit dem Grad der Ermüdung
FRENCH, J. W.	1944	Handdynamometer	Finger der gleichen Hand (B)	Amplitude zunehmend; über Frequenzänderungen keine Angaben zu finden
BUTTERFIELD, W. J. H., und J. R. B. DIXEY	1950	a) Seilklettern b) Lastentragen (23 lb, 100 yds)	Finger der rechten Hand (B)	Amplitude ansteigend; bei der Frequenz keine Veränderung erwähnt (ca. 7 Hz)
TUTTLE, W. W., C. D. JANNEY, D. WILKERSON und C. J. IMIG	1950	Stuhlsteigen a) 20/min b) 40/min c) Max./min	Finger (A)	Amplitudenzunahme direkt mit dem Grad der Belastung; die Frequenz bleibt unverändert (etwa 5–12 Hz)
EAGLES, J. B., A. M. HALLIDAY und J. W. T. REDFEARN	1953	1. Höchstleistungen a) elastisches Band und Gewichte halten b) Stuhlsteigen	Finger (B) Finger (A)	Bei beiden Belastungen nimmt die Amplitude zu, die Frequenz dagegen bleibt unverändert zwischen 6 und 12 Hz

(A) = genereller Tremor
(B) = unilateraler Tremor

Tab. 3 (Fortsetzung)

Verfasser	Jahr	Belastungsart	Ort der Registrierung des Tremors	Ergebnisse
EAGLES, J. B., A. M. HALLIDAY und J. W. T. REDFEARN	1953	2. Dauerleistungen a) Stufensteigen (5 h lang) b) Gewicht hochheben (alle 4 sec, 5 h lang)	Finger (A) Finger (B)	Beide Belastungsarten zeigen in der Amplitude keine signifikanten Unterschiede; die Frequenz bleibt unverändert (6–12 Hz)
MITCHEM, J. C., und W. W. TUTTLE	1954	1. Dynamische Armarbeit (5, 10, 15 lb) 2. Kniebeugen (5, 10, 15 und 20 Stück) 1 Kniebeuge pro Sekunde 3. Fahrradfahren a) 720 mkp/min b) 1250 mkp/min c) 1930 mkp/min d) 2829 mkp/min (Maximum) Arbeitsdauer = 1 min	Finger des ausgestreckten Armes (B) Finger des ausgestreckten Armes (A) Finger des ausgestreckten Armes (A)	Bei allen drei Belastungsarten nimmt die Amplitude mit der Arbeitsschwere zu; bei der Frequenz wird keine Veränderung erwähnt (etwa 8 Hz)
SLATER-HAMMEL, A. T.	1955	Kniebeugen Reihenfolge: a) 5, 10, 15 und 20 Stück b) 20, 15, 10 und 5 Stück 1 Kniebeuge pro Sekunde	Rechte Hand des ausgestreckten Armes (A)	Während bei der Belastung a) die Amplitude mit der Arbeitsschwere zunimmt, ist bei Belastung b) die Amplitude zwar höher als in Ruhe, nimmt jedoch nicht mit der Arbeitsschwere zu. Über die Frequenz werden keine Angaben gemacht.

(A) = genereller Tremor
(B) = unilateraler Tremor

Tab. 3 (Fortsetzung)

Verfasser	Jahr	Belastungsart	Ort der Registrierung des Tremors	Ergebnisse
VETTER, KL., und ST. M. HORVATH	1961	Fahrradergometer (ca. 30 mkp/sec)	Hand bei 90° gebeugtem Unterarm (A)	Die Amplitude nimmt um 98% zu, die Frequenz fällt um 30% von etwa 10 Hz auf ungefähr 7 Hz

(A) = genereller Tremor
(B) = unilateraler Tremor

Unsere eigenen Ermüdungsversuche, die »unilateral« am Musculus biceps brachii durchgeführt wurden, sollten prüfen, ob der Tremor dem von ROHMERT und anderen gefundenen Ermüdungsverhalten parallel geht und ob er als Maß der Muskelermüdung anzusprechen ist. Als vergleichbarer Faktor der Muskelermüdung diente uns die Ausdauer bei gegebener statischer Belastung.

ROHMERT [11, 12] konnte zeigen, daß zwischen der Haltekraft in Prozent der Maximalkraft und der maximalen Haltedauer eine gesetzmäßige, für alle Muskeln gleich verlaufende Beziehung existiert, derzufolge unter 15% der Maximalkraft keine Ermüdung auftritt, die Haltearbeit also praktisch 8 Std. lang ermüdungsfrei

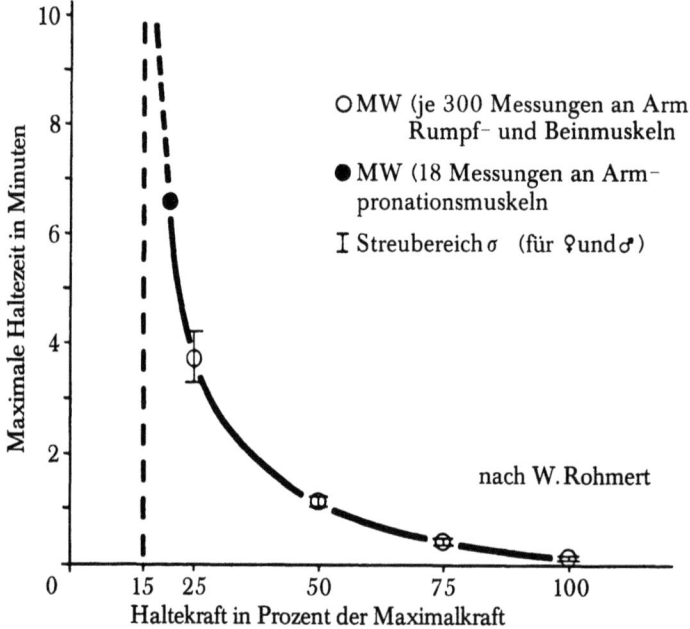

Abb. 8 Maximale Haltezeiten in Abhängigkeit von Bruchteilen der maximalen, statisch gemessenen Kraft

möglich ist. Die Abnahme der Haltedauer zwischen 15 und 100% der Maximalkraft ist aus Abb. 8 zu ersehen.

Wir stellten uns folgende Fragen:

1. Besteht eine Korrelation zwischen der nach einer bestimmten Haltezeit und Haltekraft erreichten Ermüdung (dargestellt an der notwendigen Erholungszeit) und der entsprechenden Tremorbeschleunigung bzw. der entsprechenden Tremorkraft?
2. Zeigt sich die Grenze von 15% der Maximalkraft, unterhalb der keine Muskelermüdung mehr auftritt, auch in der Amplitude und der Frequenz des Tremors?
3. Ist die durch ungünstige mechanische Bedingungen (z. B. Federzug) vergrößerte Tremoramplitude ermüdender als die durch das Halten von Gewichten der gleichen Kraft auftretende geringere Amplitude (vgl. auch Teil I)?

3.2 Methodik

Die Art der Belastung des Unterarms der Versuchspersonen und die Registrierung des Tremors entsprachen der im ersten Teil des vorliegenden Forschungsberichtes ausführlich beschriebenen Methodik.
Um den Einfluß der Ermüdung auf den Tremor zu untersuchen, mußten die Versuchspersonen verschiedene Kräfte bis zur Erschöpfung halten. Bei dem praktisch unbegrenzte Zeit möglichen Halten von 15% der Maximalkraft wurden die Versuche willkürlich nach 12 Min. abgebrochen. Die Versuchszahl betrug etwa 250.

3.3 Versuchsergebnisse

3.31 Einfluß der Ermüdung auf die Frequenz des Tremors

Abb. 9 bringt einen Vergleich der schon in Abb. 5 (Teil I) wiedergegebenen Frequenzen bei verschiedener Haltekraft und Belastungsart zu Beginn statischer Haltearbeit mit den kurz vor der Erschöpfung nach längerem Halten registrierten Werten.
Es zeigt sich eine nur geringe Abnahme um durchschnittlich 7%. Auch diese Werte, die Mittelwerte aller Versuchspersonen und Versuche darstellen, zeigen keine signifikanten Differenzen. Die Abhängigkeit des Verlaufes der Frequenzen von Haltekraft und Belastungsart wird durch die Ermüdung nicht verändert.

3.32 Einfluß der Ermüdung auf die Beschleunigungsamplitude des Tremors

Während die Frequenz des Tremors im Verlauf einer statischen Arbeit nur eine geringe Änderung erfuhr, erhöhte sich die Amplitude des Tremors sehr deutlich.

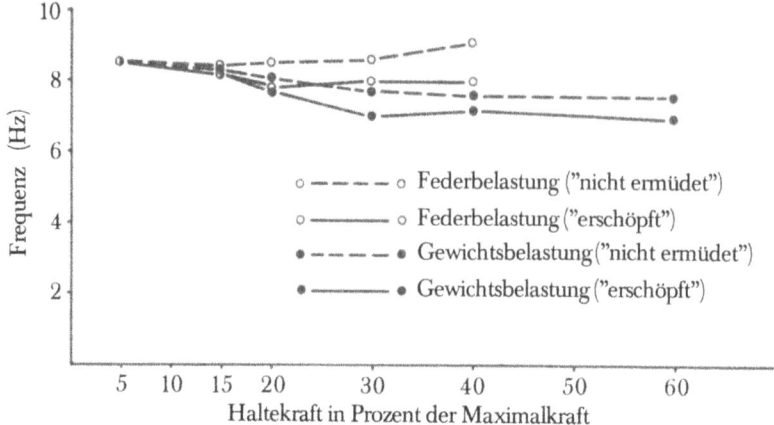

Abb. 9 Vergleich der Tremorfrequenzen im nicht ermüdeten und erschöpften Zustand bei verschiedener Haltekraft und Belastungsart
(Mittelwerte aller Versuche)

Die Tremoramplitude nahm im Verlauf der Haltezeit zu, das Einhalten der vorgeschriebenen Stellung fiel den Versuchspersonen immer schwerer, und in fast allen Fällen wurde der höchste Wert zum Zeitpunkt der Erschöpfung erreicht. Abb. 10 gibt einen typischen Einzelversuch wieder. Die Beschleunigung wird zunächst im nicht ermüdeten, unbelasteten Zustand gemessen. Nach Anhängen des Gewichtes nimmt sie langsam mit der Haltezeit zu. Ist die Versuchsperson erschöpft, wird das Gewicht abgenommen. Die Amplitude sinkt allmählich wieder auf den Ausgangswert zurück.

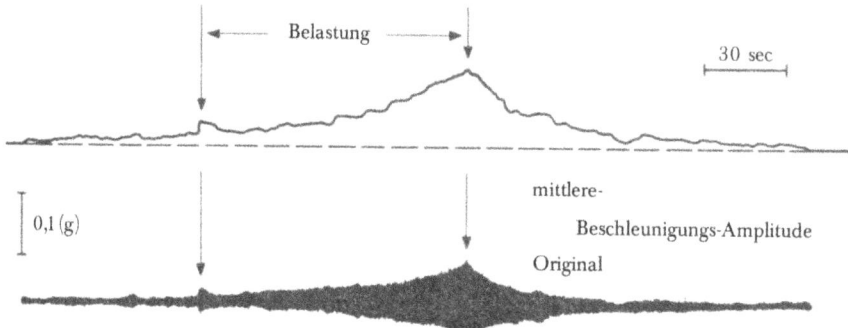

Abb. 10 Beschleunigungsamplitude im Verlauf der Haltezeit bei einer Haltekraft von 30% der Maximalkraft
(Versuchsperson Kl, Gewichtsbelastung, typischer Einzelversuch)

Um den Tremoranstieg bei einer bestimmten statischen Haltearbeit für verschiedene Gewichts- und Federbelastungen deutlich zu machen, wurden die in Abb. 11 wiedergegebenen Ermüdungskurven aufgenommen. Diese Abbildung stellt die

Zunahme der Beschleunigungsamplitude im Verlauf der statischen Haltearbeit bis zur Erschöpfung für Haltekräfte von 20 bis 60% der Maximalkraft dar.

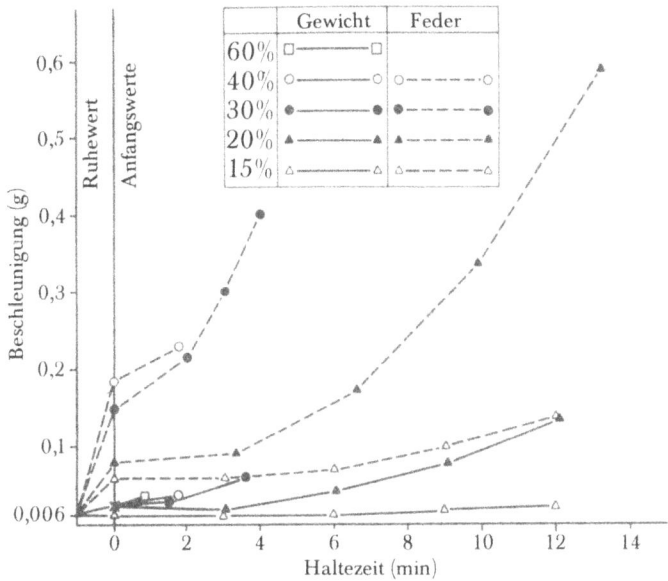

Abb. 11 Beschleunigungsamplitude in Abhängigkeit von der Haltezeit
(Mittelwerte aller Versuche)
Belastungen sind in Prozent der Maximalkraft angegeben
Die Endpunkte der Kurven stellen bei 20–60% der maximalen Haltekraft die maximalen Haltezeiten dar

Sie erlaubt folgende Aussagen:

1. Die Beschleunigung des »Ruhetremors« (gemessen im ermüdungsfreien, unbelasteten Zustand, aber in Versuchsstellung) beträgt etwa 0,006 g.
2. Die zu Versuchsbeginn unter unterschiedlichen Belastungen auftretenden Anfangswerte sind für die Feder höher als für die Gewichte (siehe Teil I).
3. Bei einer Haltekraft von 15% der Maximalkraft steigen die Amplituden bis zum willkürlichen Ende der Haltezeit nach 12 Min. nur relativ wenig an.
4. Wird das Halten bei größeren Kräften als 15% der Maximalkraft bis zur Erschöpfung fortgesetzt, so nimmt die Amplitude im Verlauf der Haltearbeit immer steiler zu.
5. Der Tremor ist bei der gleichen Haltezeit um so größer, je höher die Haltekraft in Prozent der Maximalkraft ist.
6. Die maximale Haltezeit ist bei beiden Belastungsarten für die gleiche Haltekraft ungefähr gleich lang.

Die in Abb. 11 enthaltenen Beschleunigungswerte im erschöpften Zustand sind in Tab. 4 eingetragen. Die angegebenen Standardabweichungen beinhalten die interindividuellen Unterschiede.

Tab. 4 Beschleunigungswerte und Tremorkräfte mit Standardabweichungen im erschöpften Zustand
(Mittelwerte aller Versuche)

	Halte-kraft in Prozent der Maximal-kraft	Halte-kraft (kp)	Tremor-beschleunigung (g)	($s_{\bar{x}}$ %)	Tremor-kraft (kp)	($s_{\bar{x}}$ kp)	Tremor-kraft in Prozent der Halte-kraft
Ruhewert (unbelasteter Arm)	ca. 5	ca. 1,5	0,006	12,3	0,07	0,009	4,7
Gewichts-belastung	15	4,0	0,020	6,5	0,78	0,050	19,5
	20	5,4	0,135	23,1	7,15	1,650	132,4
	30	8,1	0,061	11,5	4,85	0,560	59,9
	40	10,8	0,030	12,2	3,18	0,390	29,4
	60	16,2	0,022	7,3	3,50	0,260	21,6
Feder-belastung	15	4,0	0,136	11,8	1,60	0,190	40,0
	20	5,4	0,590	18,0	6,95	1,250	128,7
	30	8,1	0,404	10,0	4,76	0,480	58,8
	40	10,8	0,230	4,3	2,71	0,120	25,1

In Abb. 12 haben wir die gemessenen maximalen Beschleunigungen als Funktion der Haltekraft für beide Belastungsarten dargestellt. Der Verlauf der beiden Kurven ist ähnlich; das Maximum liegt sowohl für die Gewichts- als auch die Federbelastung zwischen 15 und 20% der Maximalkraft. Auf die beträchtliche Differenz zwischen Feder- und Gewichtsbelastung bezüglich der Tremoramplitude haben wir bereits im ersten Teil hingewiesen und diese durch die mechanischen Faktoren begründet.

Auf den ersten Blick erscheint es verwunderlich, daß, wie Abb. 11 zeigt, der Tremor mit der Haltezeit um so stärker zunimmt, je größer die Haltekraft ist, die Ermüdung also auch um so schneller fortschreitet, daß aber trotzdem das Maximum des Tremors im erschöpften Zustand mit Zunahme der Haltekraft über 20% der Maximalkraft hinaus wieder abfällt (Abb. 12). Das liegt darin begründet, daß man nach Erschöpfung durch das Halten einer hohen Kraft jeweils mit der etwas darunterliegenden Kraft das Halten fortsetzen kann. Daraus folgt, daß die Arbeit mit der kleinsten Haltekraft, die gerade nicht mehr aus der laufenden Durchblutung unterhalten werden kann, trotz kleinster Ermüdungsgeschwindigkeit in der relativ sehr lange möglichen Haltezeit im Erschöpfungsmoment zum stärksten Ermüdungsgrad führt.

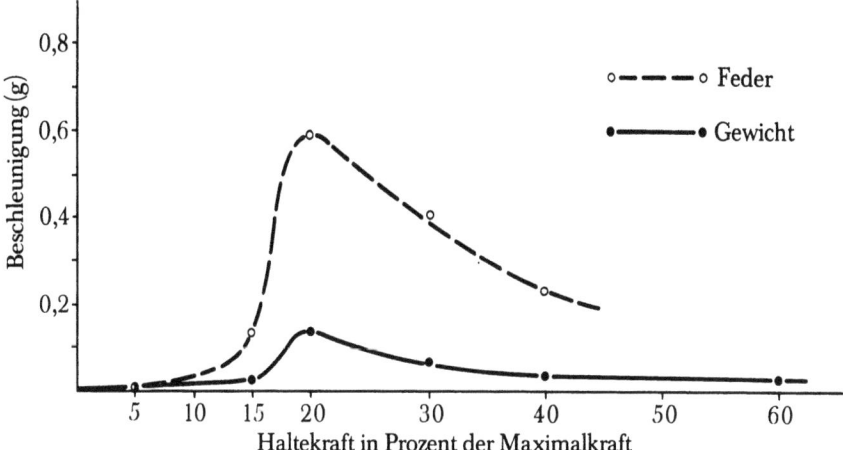

Abb. 12 Beschleunigungsamplitude des Tremors in Abhängigkeit von der Haltekraft bei maximaler Haltezeit
(Mittelwerte aller Versuche)

Wie im ersten Teil haben wir auch hier wieder aus Masse und Beschleunigung die der Tremorbewegung zugrunde liegende Tremorkraft näherungsweise berechnet und diese Tremorkraft kurz vor dem Erschöpfungszustand als Funktion der Haltekraft in Abb. 13 für Gewichts- und Federbelastung wiedergegeben. Diese Abbildung enthält zugleich die entsprechenden Tremorkräfte aus Abb. 7 (siehe Teil I) für den nicht ermüdeten Anfangszustand. Abb. 14 gibt die Differenzkurve der Tremorkräfte im nicht ermüdeten und im erschöpften Zustand wieder. Da auch im erschöpften Zustand die Tremorkraft für Gewichts- und Federbelastung

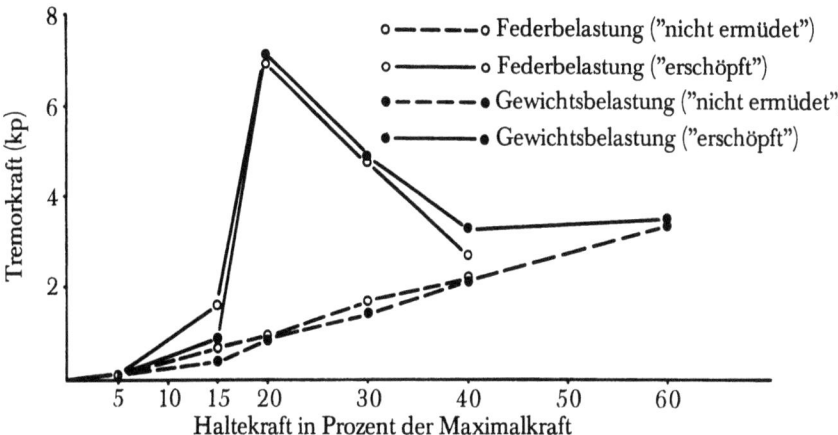

Abb. 13 Tremorkraft im nicht ermüdeten und im erschöpften Zustand bei unterschiedlicher Haltekraft und Belastungsart
(Mittelwerte aller Versuche)

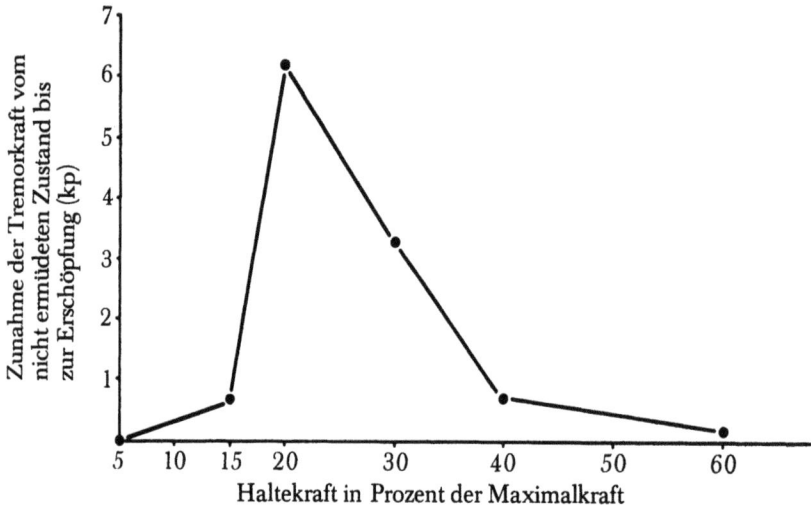

Abb. 14 Zunahme der Tremorkraft vom nicht ermüdeten Zustand bis zur Erschöpfung (Mittelwerte aller Versuche beider Belastungsarten)

nahezu die gleiche ist (vgl. Abb. 13), wurden beide Kurven zu einer einzigen gemittelt. Man sieht, daß die Tremorkraft bei 20% der Maximalkraft bis auf etwa 7 kp zunimmt. Da 20% der Maximalkraft im Mittel 5,4 kp betragen, übersteigt die Tremorkraft die Haltekraft. Diese starke Oszillation der Haltekraft ist auch subjektiv festzustellen, insbesondere bei der Federbelastung, bei der die Schwingungsweite ca. 6 mm erreicht.

Die Ursache des Verlaufes dieser Kurve ist wahrscheinlich folgende:

Bis wenige Prozente unter 15% der Maximalkraft nimmt die Tremorkraft mit der Haltezeit nicht oder nur wenig zu. Eine Ermüdung durch das statische Halten tritt nicht ein und zeigt sich nicht in der Tremorkraft. Zwischen 15 und 20% liegt ein Maximum des Ermüdungsgrades, dem ein Maximum der Zunahme der Tremorkraft entspricht. Bei 20% der Maximalkraft war dieses Maximum vermutlich noch nicht erreicht. Von diesem Maximum aus fällt die Tremorkraft mit der Zunahme der Haltekraft erst steiler, dann flacher ab, um bei der Maximalkraft, die nur ca. 6 Sek. zu halten ist, praktisch nicht mehr in Erscheinung zu treten.

3.4 Diskussion

ROHMERT [11, 12] hat auf Grund von Pulsmessungen diejenigen Zeiten ermittelt, die bis zur Rückkehr der durch Haltearbeit erhöhten Pulsfrequenzen zum Ausgangsruhewert notwendig sind. Trägt man diese Erholungszeiten in Minuten als Funktion der Haltekraft auf, so erhält man die in Abb. 15 wiedergegebene Kurve, die der Abb. 14 sehr ähnlich ist.

Der Kurvenverlauf in Abb. 15 ist sowohl durch die Beseitigung der im Muskel angesammelten Säuren als auch durch Wiederaufbau der verbrauchten Reserven bedingt. Die Entwärmung des durch die Haltearbeit erwärmten Muskels prägt sich in dieser Erholungszeitkurve in Abhängigkeit von der Haltekraft bei maximaler Haltezeit ebenfalls aus.

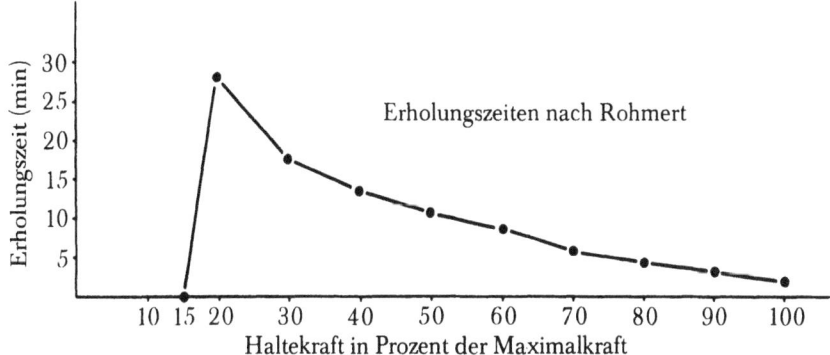

Abb. 15   Erholungszeiten in Abhängigkeit von der Haltekraft (in Prozent der Maximalkraft) bei maximalen Haltezeiten

Es ist nicht zu entscheiden, welche dieser Vorgänge besonderen Einfluß auf die Zu- und Abnahme des Tremors ausüben. Es scheint nur gesichert, daß für beide Erscheinungen, und zwar einerseits die Muskelermüdung (gemessen am Pulszahlverhalten) und andererseits die Tremorkraft, ähnliche Ursachen maßgebend sein müssen. Sie treten unterhalb von 15% der Maximalkraft nicht auf, zwischen 15 und 20% zeigen sie dagegen maximale Wirkungen.
Der Vergleich der Tab. 2 und 4 zeigt, daß die Tremorkraft im ermüdeten Zustand auf ein Vielfaches steigt. Da Haltekraft und Tremorkraft von denselben Muskeln aufgebracht werden, muß also der motorische Reiz der Muskelkontraktion im ermüdeten Zustand außerordentlich stark zunehmen. Der reflektorische Reiz wird durch die Längenzunahme der Spindeln und deren Geschwindigkeit ausgelöst – ELDRED, GRANIT und MERTON [6]. Es scheint bei ermüdetem Muskel, aber nicht ermüdetem Reflexbogen folgende Erklärung am nächsten zu liegen:
Der ermüdete Muskel braucht stärkere Reize, um die korrigierende Rückstellung zustandezubringen; infolgedessen muß eine größere Längenzunahme stattfinden, um diese Reizimpulse auszulösen. Das führt zur größeren Schwingungsweite und bei unveränderter Frequenz auch zur höheren Tremorkraft.
Die vielfach untersuchte Frage, ob der Muskeltremor als Ermüdungsmaß geeignet ist, müssen wir für diesen engeren Bereich der Muskelermüdung während statischer Haltearbeit verneinen, da der Tremor sehr stark durch die Art der Gegenkraft beeinflußt wird. Unsere Versuche haben gezeigt, daß die gleiche Muskelbelastung bei Gewichts- und Federbelastung (Federkonstante $c = 0,5$ kp/cm) zur gleichen maximalen Haltezeit führt (Abb. 16), also die gleiche Ermüdung hervorruft, während der Tremor bei der Federbelastung etwa sechsmal so groß ist. Deshalb lassen sich verschiedene Ermüdungszustände eines Muskels nur dann vergleichen, wenn Art und Höhe einer Standardbelastung vereinbart sind.

Die Pulsfrequenz ist als Ermüdungsmaß vorzuziehen, da sie in den beiden genannten Fällen keine Unterschiede zeigt. Es kommt hinzu, daß der Tremor sehr viel schwieriger zu registrieren und die registrierte Kurve mühsamer auszuwerten ist.

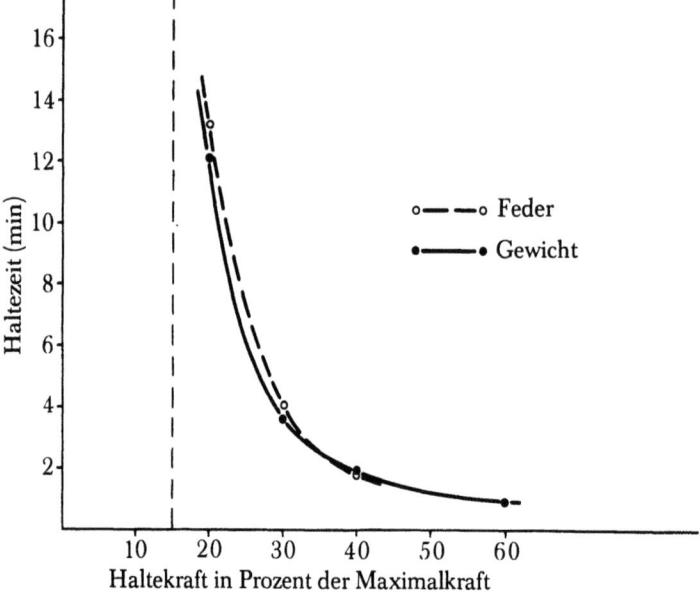

Abb. 16 Maximale Haltezeiten in Abhängigkeit von Bruchteilen der maximalen, statisch gemessenen Kraft

4. Praktische Folgerungen

Für die Arbeit mit frei gehaltenen Gliedmaßen, bei denen ein Abstützen an festen Punkten nicht möglich ist, folgt aus diesen Ergebnissen, daß keine Zunahme des Tremors durch Ermüdung auftritt, wenn die gehaltene Kraft nicht höher als 13 bis 14% derjenigen Maximalkraft ist, die gerade noch wenige Sekunden gehalten werden kann. Der geringste Tremor tritt auf, wenn die Gegenkraft entweder durch Gewichte oder durch Federn mit hoher Federkonstante dargestellt wird.

Für Haltearbeiten mit Belastungen über 15% der Maximalkraft gilt, daß sie ermüden, die Ausdauer verkürzen und den Tremor vermehren. Stört der Tremor praktische Tätigkeit, so kann man nicht einfach statische Arbeit über 15% der Maximalkraft dadurch ermöglichen, daß man durch entsprechende Erholungspausen die Ermüdung jeweils wieder beseitigt, weil im Durchschnitt die Arbeit mit höherem Tremor zu verrichten wäre. Man muß dann auf jeden Fall unter der 15%-Grenze bleiben.

Bei widerstandsbelasteten Drehbewegungen kann man den Tremor dadurch verkleinern, daß man das Trägheitsmoment durch Anbringung drehpunktferner Gewichte relativ zum Drehmoment vergrößert. (Beispiel: Ruhigeres Zielen mit einem Gewehr, das einen schweren Lauf hat, sofern noch keine Ermüdung vorliegt.) Sehr starke Tremorbewegungen sind dann zu erwarten, wenn man mit der freien Hand Zugfedern spannen und an bestimmten Stellen anhängen will.

5. Zusammenfassung

Der beim isometrischen Halten einer Kraft auftretende Tremor wurde nach Frequenz und Amplitude der Beschleunigung der Auf- und Abwärtsbewegungen ausgewertet. Die Abhängigkeit dieser Größen von der Haltekraft und der bewegten Masse wurde sowohl im nicht ermüdeten Zustand als auch während der Erschöpfung untersucht.

Die Tremorfrequenz liegt zwischen 7,5 und 9,5 Hz. Sie nimmt mit größerer Haltekraft bei der Gewichtsbelastung etwas ab, bei der Federbelastung (geringe Federkonstante) dagegen etwas zu. Im erschöpften Zustand liegt die Frequenz bei jeder Belastung und Belastungsart im Mittel 7% niedriger als im nicht ermüdeten Zustand.

Die Beschleunigungsamplitude des Tremors steigt proportional der Haltekraft an. Diese Zunahme ist bei der Federbelastung ($c = 0,5$ kp/cm) ca. sechsmal stärker als bei der Gewichtsbelastung. Errechnet man näherungsweise die reflektorisch durch die Längung des Muskels ausgelöste Zusatzkraft (Tremorkraft) aus Masse und Beschleunigung, so ist sie für dieselbe Haltekraft bei beiden Belastungsarten gleich. Die größeren Amplituden bei der Federgegenkraft beruhen also nur auf der relativ kleinen Masse. Wird die Federkonstante wesentlich erhöht, so absorbieren die sehr kleinen Federdehnungen die bei einer bestimmten Haltekraft auftretenden Tremorkräfte, ohne daß sichtbare Tremorbewegungen entstehen.

Beim Halten bis zur Erschöpfung nehmen die Tremoramplituden stetig zu. Auch hierbei ist der zugrunde liegende Anstieg der Tremorkraft von der Masse unabhängig, die Amplitude dagegen masseabhängig. Als Maß der Muskelermüdung während einer statischen Haltearbeit ist die Tremoramplitude praktisch ungeeignet, da ihre Zunahme trotz großer Muskelermüdung unter bestimmten mechanischen Bedingungen fehlen kann.

Die bei Federbelastung im ermüdeten Zustand auftretenden hohen Kraftschwingungen ermüden bei der gleichen durchschnittlichen Haltekraft nicht stärker als das nahezu schwingungsfreie Halten eines Gewichtes.

Die Beurteilung der Muskelermüdung im Verlauf einer statischen Arbeit an Hand des Tremors kann unserer Meinung nach nur bei der Zugrundelegung einer nach Art und Höhe konstanten Standardbelastung vorgenommen werden.

Weitere Untersuchungen über den Tremor, vor allem nach einer bestimmten Standardbelastung und im Vergleich dazu bei unterschiedlichen statischen und dynamischen Arbeiten, erscheinen interessant, doch wird die Registrierung und die Auswertung für eine praktische Anwendung als Ermüdungsmaß wohl immer problematischer als z. B. die Pulsfrequenzmessung sein.

6. Literaturverzeichnis

[1] BINET, L., Le travail et le tremblement. Rev. gén. Sci. pur. appl. 29, 214–217 (1918).

[2] BINET, L., The Laws of tremor. The Lancet 1, 265–266 (1920)

[3] BOUSFIELD, W. A., The influence of fatique on tremor. J. exper. Psychol. 15, 104 bis 107 (1932).

[4] BUTTERFIELD, W. J. H., and J. R. B. DIXEY, Preliminary investigations of methods of recording tremor of hand and the effect of physical exertion on tremor amplitude. Army Operational Research Group Memorandum A 12 (1950).

[5] EAGLES, J. B., A. M. HALLIDAY and J. W. T. REDFEARN, Effects of fatique on tremor. Symposium on Fatique (FLOYD, W. F., and A. T. WELFORD). 41–58, London 1953.

[6] ELDRED, E., R. GRANIT and P. A. MERTON, Supraspinal control of the muscle spindles and its significance. J. of Physiol. 122, 498–523 (1953).

[7] FRENCH, J. W., A comparison of finger tremor with the galvanic skin reflex and pulse. J. exper. Psychol. 34, 494–505 (1944).

[8] HALLIDAY, A. M., and J. W. T. REDFEARN, An analysis of the frequencies of finger tremor in healthy subjects. J. Physiol. 134, 600–611 (1956).

[9] JUNG, R., Physiologische Untersuchungen über den Parkinsontremor und andere Zitterformen beim Menschen. Z. ges. Neurol. u. Psychiat. 173, 263-332 (1941).

[10] MITCHEM, J. C., and W. W. TUTTLE, Influence of exercise, emotional stress and age on static neuromuscular tremor magnitude. Res. Quart. Amer. Ass. Hlth. Phys. Educ. 25, 65–74 (1954).

[11] ROHMERT, W., Statische Belastung bei gewerblicher Arbeit. Forschungsbericht Nr. 793 des Landes Nordrhein-Westfalen, Westdeutscher Verlag, Köln und Opladen 1959.

[12] ROHMERT, W., Die Grundlagen der Beurteilung statischer Arbeit. Forschungsbericht Nr. 938 des Landes Nordrhein-Westfalen, Westdeutscher Verlag, Köln und Opladen 1960.

[13] SLATER-HAMMEL, A. T., Influence of order of exercise bouts upon neuromuscular tremor. Res. Quart. Amer. Ass. Hlth. Phys. Educ. 26, 88–95 (1955).

[14] TUTTLE, W. W., C. D. JANNEY, D. WILKERSON and C. J. IMIG, Effect of exercise of graded intensity on neuromuscular tremor as measured by a strain gauge technique. J. appl. Physiol. 3, 732–735 (1951).

[15] VETTER, KL., and ST. M. HORVATH, Analysis of physiological tremor during rest and exhaustion. J. appl. Physiol. 16, 994–996 (1961).

[16] VOIGT, C.-D., Der Tremor und seine Auswirkungen auf feinmotorische Handlungen. arbeitswissenschaft 2, 192–196 (1963).

FORSCHUNGSBERICHTE
DES LANDES NORDRHEIN-WESTFALEN

Herausgegeben im Auftrage des Ministerpräsidenten Dr. Franz Meyers
vom Landesamt für Forschung, Düsseldorf

ARBEITSWISSENSCHAFT

HEFT 4
Prof. Dr. med. Erich A. Müller und Dipl.-Ing. H. Spitzer, Max-Planck-Institut für Arbeitsphysiologie, Dortmund
Untersuchungen über die Hitzebelastung in Hüttenbetrieben
1952. 28 Seiten, 5 Abb., 1 Tabelle. DM 9,—

HEFT 76
Max-Planck-Institut für Arbeitsphysiologie, Dortmund
Arbeitstechnische und arbeitsphysiologische Rationalisierung von Mauersteinen
1954. 41 Seiten, 12 Abb., 3 Tabellen. DM 10,20

HEFT 113
Prof. Dr. med. Otto Graf†, Max-Planck-Institut für Arbeitsphysiologie, Dortmund
Erforschung der geistigen Ermüdung und nervösen Belastung: Studien über die vegetative 24-Stunden-Rhythmik in Ruhe und unter Belastung
1955. 40 Seiten, 12 Abb. Vergriffen

HEFT 114
Prof. Dr. med. Otto Graf†, Max-Planck-Institut für Arbeitsphysiologie, Dortmund
Studien über Fließarbeitsprobleme an einer praxisnahen Experimentieranlage
1954. 19 Seiten, 6 Abb. Vergriffen

HEFT 115
Prof. Dr. med. Otto Graf†, Max-Planck-Institut für Arbeitsphysiologie, Dortmund
Studium über Arbeitspausen in Betrieben bei freier und zeitgebundener Arbeit (Fließarbeit) und ihre Auswirkung auf die Leistungsfähigkeit
1954. 35 Seiten, 13 Abb., 2 Tabellen. Vergriffen

HEFT 118
Prof. Dr. med. Erich A. Müller und Dr. H. G. Wenzel, Max-Planck-Institut für Arbeitsphysiologie, Dortmund
Neuartige Klima-Anlage zur Erzeugung ungleicher Luft- und Strahlungstemperaturen in einem Versuchsraum
1954. 43 Seiten, 10 z.T. mehrfarb. Abb. DM 14,—

HEFT 126
Prof. Dr.-Ing. habil. Joseph Mathieu, Aachen
Arbeitszeitvergleich
Grundlagen, Methodik und praktische Durchführung
Erläutert an Untersuchungsbeispielen aus der Gesenkherstellung der Werkzeug- und Schneidwarenindustrie
1955. 55 Seiten. Vergriffen

HEFT 129
Prof. Dr.-Ing. habil. Joseph Mathieu und Dr. Carl Alexander Roos, Aachen
Die Anlernung von Industriearbeitern
I. Ergebnisse einer grundsätzlichen Untersuchung der gegenwärtigen Industriearbeiter-Kurzanlernung
1955. 92 Seiten. Vergriffen

HEFT 130
Prof. Dr.-Ing. habil. Joseph Mathieu und Dr. Carl Alexander Roos, Aachen
Die Anlernung von Industriearbeitern
II. Beiträge zur Methodenfrage der Kurzanlernung
1955. 93 Seiten. Vergriffen

HEFT 253
Dipl.-Ing. S. Schirmansky, Berghausen
Stand und Auswertung der Forschungsarbeiten über Temperatur- und Feuchtigkeitsgrenzen bei der bergmännischen Arbeit
1956. 69 Seiten, 24 Abb., 12 Tabellen. DM 17,10

HEFT 257
Prof. Dr. med. Gunther Lehmann und Dr. med. J. Tamm, Max-Planck-Institut für Arbeitsphysiologie, Dortmund
Die Beeinflussung vegetativer Funktionen der Menschen durch Geräusche
1956. 37 Seiten, 25 Abb., 3 Tabellen. Vergriffen

HEFT 359
Dr.-Ing. Franz Joseph Meister, Düsseldorf
Veränderung der Hörschärfe, Lautheitsempfindung und Sprachaufnahme während des Arbeitsprozesses bei Lärmarbeiten
1957. 74 Seiten, 11 Abb., 40 Audiogramme, zahlreiche Tabellen. DM 19,90

HEFT 362
Prof. Dr. med. Gunther Lehmann und Dipl.-Phys. Dieter Dieckmann, Max-Planck-Institut für Arbeitsphysiologie, Dortmund
Die Wirkung mechanischer Schwingungen (0,5 bis 100 Hertz) auf den Menschen
1956. 92 Seiten, 53 Abb., 6 Tabellen. DM 22,50

HEFT 371
Dr. phil. Wilhelm Lejeune, Köln
Beitrag zur statistischen Verifikation der Minderheiten-Theorie
1958. 65 Seiten, 14 Abb. DM 17,90

HEFT 466
Forschungsinstitut für Rationalisierung an der Rhein.-Westf. Technischen Hochschule Aachen
Direktor: Prof. Dr.-Ing. Joseph Mathieu
Überbetrieblicher Verfahrensvergleich
Eine Methode zum Vergleich von Fertigungsverfahren an Hand von Arbeitszeiten und deren Bewertung durch Kosten. Erläutert am Beispiel der Zahnradherstellung
1958. 56 Seiten, 16 Abb. Vergriffen

HEFT 480
Dr. phil. Kurt Brücker-Steinkuhl, Düsseldorf
Anwendung mathematisch-statistischer Verfahren bei der Fabrikationsüberwachung
1958. 93 Seiten, 23 Abb. DM 23,80

HEFT 517
Prof. Dr. med. Gunther Lehmann und Dr. med. Joachim Meyer-Delius, Max-Planck-Institut für Arbeitsphysiologie, Dortmund
Gefäßreaktionen der Körperperipherie bei Schalleinwirkung
1958. 24 Seiten, 12 Abb., 2 Tabellen. DM 9,15

HEFT 518
Dr.-Ing. Heinz Scheffler, Max-Planck-Institut für Arbeitsphysiologie, Dortmund
Funktionelle Zusammenhänge der dynamischen Einflußgrößen beim handgeführten Druckluft-Abbauhammer und ihre Berücksichtigung für die Konstruktion rückstoßarmer Hämmer
1958. 124 Seiten, 68 Abb., 11 Tabellen. DM 34,65

HEFT 529
Dr. phil. Günter Riedel, Max-Planck-Institut für Arbeitsphysiologie, Dortmund
Direktor: Prof. Dr. med. Gunther Lehmann
Messung und Regelung des Klimazustandes durch eine die Erträglichkeit für den Menschen anzeigende Klimasonde
1958. 63 Seiten, 34 Abb. DM 17,95

HEFT 530
Prof. Dr. med. Otto Graf †, Max-Planck-Institut für Arbeitsphysiologie, Dortmund
Nervöse Belastung im Betrieb. I. Teil: Nachtarbeit und nervöse Belastung
1958. 52 Seiten, 10 Abb. Vergriffen

HEFT 558
Dr. phil. Carl Alexander Roos, Aus dem Arbeitswissenschaftlichen Institut der Rhein.-Westf. Technischen Hochschule Aachen
Direktor: Professor Dr.-Ing. habil. Joseph Mathieu
Menschlich bedingte Fehlleistungen im Betrieb und Möglichkeiten ihrer Verringerung
1958. 93 Seiten. DM 24,20

HEFT 582
Dr. phil. Carl Alexander Roos, Aachen
Arbeitsleistung und Arbeitsgüte
(Ergebnisse experimenteller arbeitspsychologischer Untersuchungen.) Aus dem Institut für Arbeitswissenschaft der Rhein.-Westf. Techn. Hochschule Aachen. Direktor: Prof. Dr.-Ing. habil. Joseph Mathieu
1958. 63 Seiten. DM 17,—

HEFT 584
Gerhard Kroebel, Düsseldorf
Maßnahmen der Nachwuchs- und Talentförderung im Deutschen Gewerkschaftsbund
1958. 57 Seiten. DM 16,35

HEFT 585
Dr. phil. habil. Max Simoneit, Köln
Gedanken und Vorschläge zur Auslese technischer Talente
1958. 43 Seiten. DM 13,35

HEFT 593
Dr. phil. Carl Alexander Roos, Institut für Arbeitswissenschaft der Rhein.-Westf. Technischen Hochschule Aachen
Direktor: Prof. Dr.-Ing. habil. Joseph Mathieu
Berufseignung und Berufseinsatz. I. Teil
1958. 61 Seiten, 7 Tabellen. DM 18,20

HEFT 611
Aufgaben der Talentförderung
Vorträge und Diskussionen der Konferenz des „Arbeitskreises für Talentaktivierung" im Deutschen Institut für Talentstudien. Zusammengestellt vom Leiter des Deutschen Institutes für Talentstudien, *Dr. Reinhold Schairer*
1958. 76 Seiten. DM 20,80

HEFT 612
Dr. jur. Hellmut Bauer, Köln
Der Betrieb als Bildungsfaktor
1958. 107 Seiten. DM 26,40

HEFT 613
Prof. Dr. phil. habil. Ernst Graeser, Göttingen
Vergleichende Studie über die Art, die Bedeutung und den Erfolg der Ausbildung von Ingenieuren, Mathematikern und Naturwissenschaftlern in der sogenannten Deutschen Demokratischen Republik und in der Bundesrepublik
1958. 43 Seiten. DM 13,80

HEFT 619
Prof. Dr. med. Otto Graf †, und Dr. med. Dr. phil. Joseph Rutenfranz, Max-Planck-Institut für Arbeitsphysiologie, Dortmund
Zur Frage der Belastung von Jugendlichen
1958. 66 Seiten, 18 Abb., 12 Tabellen. Vergriffen

HEFT 623
Prof. Dr.-Ing. Joseph Mathieu und Dr. phil. Carl Alexander Roos, Institut für Arbeitswissenschaft der Rhein.-Westf. Technischen Hochschule Aachen
Berufseignung und Berufseinsatz. II. Teil
1958. 67 Seiten, 6 Abb. DM 17,—

HEFT 631
Dr. Erich Wedekind, Krefeld
Der Einfluß der Automatisierung auf die Struktur der Maschinen und Arbeiterzeiten am mehrstelligen Arbeitsplatz in der Textilindustrie
1958. 71 Seiten, 34 Abb., 8 Tabellen. Vergriffen

HEFT 636
Prof. Dr.-Ing. Joseph Mathieu und Dr. phil. Sigrid Barlen, Forschungsinstitut für Rationalisierung an der Rhein.-Westf. Technischen Hochschule Aachen
Richtwerte für Zeitaufwand und Kosten von Dokumentationsarbeiten
1958. 54 Seiten. Vergriffen

HEFT 637
Prof. Dr.-Ing. Joseph Mathieu und Dr. phil. Carl Alexander Roos, Forschungsinstitut für Rationalisierung an der Rhein.-Westf. Technischen Hochschule Aachen
Berufsnachwuchspolitische Anschauungen und Bestrebungen von Lehrfirmen in Industrie und Handel
1958. 38 Seiten. DM 10,20

HEFT 641
Prof. Dr.-Ing. Joseph Mathieu und Dr. phil. Max Gnielinski, Forschungsinstitut für Rationalisierung an der Rhein.-Westf. Technischen Hochschule Aachen
Die industrielle Produktivität in neuerer Sicht
1958. 131 Seiten, 16 Abb., 31 Tabellen. Vergriffen

HEFT 646
Prof. Dr.-Ing. Joseph Mathieu und Dr. phil. Carl Alexander Roos, Institut für Arbeitswissenschaft der Rhein.-Westf. Technischen Hochschule Aachen
Die industrielle Facharbeiterausbildung und Vorschläge für ihre Verbesserung
1959. 101 Seiten, 10 Abb., 4 Tabellen. DM 25,60

HEFT 650
Dr. phil. nat. H. A. Elsner, Aachen
Aufbau einer Fachdokumentation aus vorhandenen Referatdiensten
1958. 36 Seiten, 1 Abb., 2 Tabellen. Vergriffen

HEFT 677
Dr. sc. agr. Fritz Riemann, Dipl.-Volksw. Rolf Hengstenberg und Dipl.-Ldw. Günter Bunge, Agrarsoziale Gesellschaft e. V., Göttingen
Der ländliche Raum als Standort industrieller Fertigung
1959. 195 Seiten und viele Tabellen. Vergriffen

HEFT 715
Dr. Erich Wedekind, Krefeld
Die Auftragsplanung und Arbeitsorganisation in gewerblichen Wäschereien
1959. 116 Seiten, 25 Abb. DM 29,50

HEFT 721
Ferdinand-Ernst Nord, Köln
Der Stifterverband für die Deutsche Wissenschaft und die Begabtenförderung an den wissenschaftlichen Hochschulen
1959. 30 Seiten. DM 8,40

HEFT 758
Forschungsinstitut für Internationale Technische Zusammenarbeit an der Rhein.-Westf. Technischen Hochschule Aachen
Prof. Dr. Antonio Pinilla Sanchez-Concha
Über den Begriff der industriellen Arbeit
Labour Relations and Human Relations
1959. 15 Seiten. DM 5,40

HEFT 768
Prof. Dr. Erich A. Müller und Dipl.-Ing. Walter Rohmert, Max-Planck-Institut für Arbeitsphysiologie, Dortmund
Erholungszuschläge bei Arbeitswechsel
1959. 20 Seiten, 6 Abb., 5 Tabellen. DM 6,50

HEFT 793
Dipl.-Ing. Walter Rohmert, Max-Planck-Institut für Arbeitsphysiologie, Dortmund
Statische Belastung bei gewerblicher Arbeit
Dr. med. Dr. phil. Gerd Jansen, Max-Planck-Institut für Arbeitsphysiologie, Dortmund
Grundsätzliche Bemerkungen über die experimentelle Lärmforschung
1959. 76 Seiten, 34 Abb., 34 Tabellen. DM 22,40

HEFT 808
Dr. phil. Hansgeorg Bartenwerfer, Institut für Psychologie der Universität Marburg
Beiträge zum Problem der psychischen Beanspruchung. I. Teil: Untersuchungen zu den Grundfragen und zur Erfassung der psychischen Beanspruchung in der Industrie
1960. 94 Seiten. DM 23,60

HEFT 822
Dr. rer. nat. Heinz Schmidtke und Dr.-Ing. Fritz Stier, Max-Planck-Institut für Arbeitsphysiologie, Dortmund
Der Aufbau komplexer Bewegungsabläufe aus Elementarbewegungen
1960. 77 Seiten, 34 Abb., 4 Tabellen. DM 21,60

HEFT 826
Wäschereiforschung Krefeld e.V., Abt. Hauswäscherei
Arbeitszeitstudien an Haushaltsbottichwaschmaschinen gleicher Art und Größe mit verschiedener Ausstattung
1960. 37 Seiten, 10 Abb., 4 Tabellen. DM 12,20

HEFT 827
Dr.-Ing. Egon Sattler, Verband Deutscher Streichgarnspinner, Düsseldorf
Disposition mit Arbeitsvorbereitung und Vertriebsvorbereitung in der einstufigen (Verkaufs-) Streichgarnspinnerei
1960. 60 Seiten, 5 Anlagen. DM 15,90

HEFT 828
Verband der deutschen Tuch- und Kleiderstoffindustrie e.V., Köln, in Zusammenarbeit mit dem Ausschuß für Wirtschaftliche Fertigung e.V., Düsseldorf
Disposition mit Arbeitsvorbereitung und Vertriebsvorbereitung in der Tuch- und Kleiderindustrie
1960. 67 Seiten, 8 Anlagen. DM 17,90

HEFT 837
Dr. rer. nat. Heinz Schmidtke und Dr. phil. Hugo Schmale, Max-Planck-Institut für Arbeitsphysiologie, Dortmund
Direktor: Prof. Dr. med. Gunther Lehmann
Untersuchungen über die Sehanforderungen in der Präzisionsindustrie
1960. 107 Seiten, 36 Abb., 12 Tabellen, 22 Übersichten. DM 28,90

HEFT 854
Prof. Dr.-Ing. habil. Joseph Mathieu und Dipl.-Ing. Franz Hildebrandt, Forschungsinstitut für Rationalisierung an der Rhein.-Westf. Technischen Hochschule Aachen
Beitrag zur Verbesserung der Arbeitswirksamkeit in Konstruktionsbüros
1960. 63 Seiten, 14 Abb. DM 17,10

HEFT 875
Dipl.-Ing. Franz Hildebrandt, Forschungsinstitut für Rationalisierung an der Rhein.-Westf. Technischen Hochschule Aachen
Dr.-Ing. Fritz Stier, Max-Planck-Institut für Arbeitsphysiologie, Dortmund
Untersuchungen zur Verbesserung und Rationalisierung der Arbeit am Reißbrett
1960. 61 Seiten, 13 Abb., 2 Tabellen. Vergriffen

HEFT 938
Dr.-Ing. Walter Rohmert, Max-Planck-Institut für Arbeitsphysiologie, Dortmund
Die Grundlagen der Beurteilung statischer Arbeit
1960. 33 Seiten, 9 Abb., 1 Tabelle. DM 10,50

HEFT 941
Dr. rer. nat. Heinz Schmidtke, Max-Planck-Institut für Arbeitsphysiologie, Dortmund
Untersuchungen über die Abhängigkeit der Bewegungsgenauigkeit im Raum von der Körperstellung
1961. 76 Seiten, 26 Abb., 8 Tabellen. DM 21,70

HEFT 1019
Prof. Dr. med. habil. Kurt Herzog, Krefeld
Zur Methodik der fortlaufenden graphischen Registrierung von Bewegungen der Gliedmaßengelenke des Menschen
1961. 59 Seiten, 26 Abb. DM 19,—

HEFT 1031
Prof. Dr. med. Erich A. Müller, Max-Planck-Institut für Arbeitsphysiologie, Dortmund
Die Messung der körperlichen Leistungsfähigkeit mit einem einzigen Prüfverfahren
1961. 29 Seiten, 5 Abb., 2 Tabellen. DM 10,80

HEFT 1052
Prof. Dr.-Ing. Joseph Mathieu, Dr. rer. nat. Konstantin Behnert und Dipl.-Ing. Johann Heinrich Jung, Forschungsinstitut für Rationalisierung an der Rhein.-Westf. Technischen Hochschule Aachen
Mathematisch-organisatorische Studie zur Planung der Kapazität von Betriebsanlagen (bearbeitet am Beispiel einer Förderanlage unter Tage)
1961. 62 Seiten. DM 20,60

HEFT 1073
Prof. Dr.-Ing. Joseph Mathieu, Dr. rer. pol. Roland A. Schmitz und Dipl.-Kfm. Paul Müller-Giebeler, Forschungsinstitut für Rationalisierung an der Rhein.-Westf. Technischen Hochschule Aachen
Untersuchungen über methodische Grundlagen und Anwendbarkeit von Vertriebskosten-Vergleichen
1962. 79 Seiten, 5 Tabellen, zahlreiche Anl. DM 39,—

HEFT 1111
Prof. Dr.-Ing. Joseph Mathieu und Dr.-Ing Werner Zimmermann, Institut für Arbeitswissenschaft der Rhein.-Westf. Technischen Hochschule Aachen
Bestimmung des optimalen Produktionsprogrammes in Industriebetrieben
(Rationalisierung und Programmplanung)
1963. 65 Seiten, 19 Abb., 19 Tabellen, 11 Simplex-Tabellen. Vergriffen

HEFT 1112
Prof. Dr.-Ing. Joseph Mathieu, Dipl.-Ing. Alfred Schnadt, Dipl.-Ing. Hans Schönefeld und Dr.-Ing. Werner Zimmermann, Institut für Arbeitswissenschaft der Rhein.-Westf. Technischen Hochschule Aachen
Beschäftigung und Ausbildung technischer Führungskräfte
1962. 108 Seiten, 2 Abb., 69 Tabellen. Vergriffen

HEFT 1131
Dr. Hansgeorg Bartenwerfer, Dr. Ludwig Kötter und Dr. Wilhelm Sickel, Institut für Psychologie der Universität Marburg
Direktor: Prof. Dr. Heinrich Düker
Beiträge zum Problem der psychischen Beanspruchung. II. Teil: Verfahren zur graduellen Beurteilung der psychischen Beanspruchung in der Industrie
1963. 99 Seiten, 15 Abb., 20 Tabellen. DM 36,80

HEFT 1178
Dr. med. Jürgen Stegemann, Max-Planck-Institut für Arbeitsphysiologie, Dortmund
Direktor: Prof. Dr. med. Gunther Lehmann
Energieumsatz, Wirkungsgrad und Pulsfrequenzverhalten des Hundes beim Laufen auf der Tretbahn im Vergleich zu den entsprechenden Daten des Menschen
1963. 35 Seiten, 25 Abb., 1 Tabelle. DM 18,50

HEFT 1180
Prof. Dr.-Ing. Joseph Mathieu und Dipl.-Ing. Siegfried Lehmann, Institut für Arbeitswissenschaft der Rhein.-Westf. Technischen Hochschule Aachen
Eigenarten der industriellen Mehrstellenarbeit
1963. 80 Seiten, 31 Abb., 4 Tabellen. DM 39,80

HEFT 1185
Dr. Herbert Scholz, Max-Planck-Institut für Arbeitsphysiologie, Dortmund
Die physische Arbeitsbelastung der Gießereiarbeiter
1963. 247 Seiten, 93 Abb., zahlr. Tabellen im Text und 17 Tabellen im Anhang. DM 118,—

HEFT 1211
Friedhelm Kistermann, Frankfurt/Main
Untersuchungen zur Wirtschaftlichkeit verschiedener Selektionsverfahren in der Dokumentation
1963. 115 Seiten, 15 Abb., 21 Tabellen. DM 44,50

HEFT 1215
Prof. Dr.-Ing. Joseph Mathieu und Dr. phil. Carl Alexander Roos, Institut für Arbeitswissenschaft der Rhein.-Westf. Technischen Hochschule Aachen
Berufswirklichkeit, Berufserziehung und Facharbeiterausbildung in der Industrie und speziell in den eisenverarbeitenden Industriezweigen
1963. 88 Seiten. DM 28,80

HEFT 1227
Prof. Dr.-Ing. Joseph Mathieu und Dr.-Ing. W. Frenz, Forschungsinstitut für Rationalisierung an der Rhein.-Westf. Technischen Hochschule Aachen
Untersuchungen zur Arbeitszeiteinteilung in kontinuierlich arbeitenden Betrieben
1963. 65 Seiten, zahlreiche Tabellen. DM 36,—

HEFT 1229
Dr.-Ing. Georg Ringenberg, Wetzlar
Ein Beitrag zur Beurteilung von Großzahlerscheinungen in der Arbeitswissenschaft mit Hilfe quantitativer Methoden
1963. 108 Seiten, 19 Abb., 13 Tabellen. DM 44,80

HEFT 1230
Dr.-Ing. Mostafa Hamdy Ahmed Hamdy, Cairo/VAR
Beitrag zur Kritik der Verfahren vorbestimmter Zeiten
1964. 88 Seiten, 33 Abb. DM 38,50

HEFT 1259
Priv.-Doz. Dr. med. Dr. phil. Joseph Rutenfranz und Prof. Dr. med. Otto Graf†, Max-Planck-Institut für Arbeitsphysiologie, Dortmund
Zur Frage der zeitlichen Belastung von Lehrkräften
1963. 53 Seiten, 5 Abb., 15 Tabellen. DM 24,—

HEFT 1260
Dr. med. Walter Sieber, Max-Planck-Institut für Arbeitsphysiologie, Dortmund
Die Bedeutung der Mechanisierung von Gewinnung, Ausbau und Versatz für die körperliche Belastung des Bergmannes im Steinkohlenbergbau
1963. 113 Seiten, 72 Abb., 42 Tabellen. DM 60,—

HEFT 1261
Dr. phil. Hugo Schmale, Prof. Dr. rer. nat. Heinz Schmidtke und Dr. phil. Adolf Vukovich, Max-Planck-Institut für Arbeitsphysiologie, Dortmund
Untersuchungen über den Grad der subjektiv gegebenen Beanspruchung bei körperlicher Arbeit
1963. 63 Seiten, 29 Abb., 7 Tabellen. DM 27,80

HEFT 1265
Dr.-Ing. Fulvio Fonzi, Institut für Arbeitswissenschaft der Rhein.-Westf. Technischen Hochschule Aachen
Direktor: Prof. Dr.-Ing. Joseph Mathieu
Beitrag zur Anwendung mathematischer Methoden für wirtschaftlichere Gestaltung der Fertigung
1964. 78 Seiten, 36 Abb. DM 48,50

HEFT 1266
Prof. Dr.-Ing. Joseph Mathieu und Dr.-Ing. Johann Heinrich Jung, Forschungsinstitut für Rationalisierung an der Rhein.-Westf. Technischen Hochschule Aachen
Rechenprogramm und Beispielrechnung zur Planung der Maschinenbelegung in einer Fertigungsstufe
1963. 33 Seiten, 3 Abb., 3 Tabellen. DM 15,60

HEFT 1269
Dipl.-Ing. K. H. Eberhard Kroemer, Max-Planck-Institut für Arbeitsphysiologie, Dortmund
Direktor: Prof. Gunther Lehmann
Bedienteile an Handpressen und anderen Werkzeugmaschinen
1963. 37 Seiten, 25 Abb., 2 Tabellen. DM 17,40

HEFT 1301
Dipl.-Ing. Peter Mevert, Forschungsinstitut für Rationalisierung an der Rhein.-Westf. Technischen Hochschule Aachen
Direktor: Prof. Dr.-Ing. Joseph Mathieu
Untersuchung über die Genauigkeit von Multimomentstudien
1964. 59 Seiten. DM 31,—

HEFT 1313
Joachim Hornung und Dr. med. Jürgen Stegemann, Max-Planck-Institut für Arbeitsphysiologie, Dortmund
Direktor: Prof. Dr. med. Gunther Lehmann
Ein nichtlineares kybernetisches Modell für die Pupillenreaktion auf Licht
1964. 37 Seiten, 24 Abb. DM 18,50

HEFT 1360
Prof. Dr. rer. nat. Heinz Schmidtke und Dr. phil. Hans Christoph Micko, Max-Planck-Institut für Arbeitsphysiologie, Dortmund
Untersuchungen über die Reaktionszeit bei Dauerbeobachtung
1964. 104 Seiten 19 Abb., 25 Tabellen. DM 47,—

HEFT 1410
Prof. Dr.-Ing. Joseph Mathieu,
Dr. phil. Carl Alexander Roos und
Dipl.-Ing. Hans-Peter Sieper, Institut für Arbeitswissenschaft der Rhein.-Westf. Technischen Hochschule Aachen
Die wirtschafts- und betriebswissenschaftliche Grundausbildung innerhalb der Fachrichtungen »Maschinenbau« und »Verfahrenstechnik« an Ingenieurschulen der Bundesrepublik Deutschland
1965. 127 Seiten, zahlr. Abb., und Tabellen. DM 69,80

HEFT 1425
Prof. Dr. med. Otto Graf†, Priv.-Doz. Dr. med. Dr. phil. Joseph Rutenfranz und Dr. phil. Eberhard Ulich, Max-Planck-Institut für Arbeitsphysiologie, Dortmund
Nervöse Belastung bei industrieller Arbeit unter Zeitdruck
1965. 54 Seiten, 28 Abb. DM 31,—

HEFT 1426
Prof. Dr. med. Erich A. Müller, Max-Planck-Institut für Arbeitsphysiologie, Dortmund
Die Messung der Veränderung der vertikalen Blutverteilung beim Stehen
Dr. med. Jürgen Stegemann, Max-Planck-Institut für Arbeitsphysiologie, Dortmund
Der Einfluß künstlicher Beatmung auf den arteriellen Kohlendioxyddruck, das arterielle pH und die Stoffwechselgröße
1964. 54 Seiten, 15 Abb., 2 Tabellen. DM 25,50

HEFT 1442
Prof. Dr. rer. nat. Heinz Schmidtke und Dr. phil. Helmut Hoffmann, Max-Planck-Institut für Arbeitsphysiologie, Dortmund
Untersuchungen über die Dauerbeanspruchung der Aufmerksamkeit bei Überwachungstätigkeiten
1964. 70 Seiten, 12 Abb., 15 Tabellen. DM 28,50

HEFT 1456
Dr.-Ing. Hans Schönefeld, Institut für Arbeitswissenschaft der Rhein.-Westf. Technischen Hochschule Aachen
Direktor: Prof. Dr.-Ing. Joseph Mathieu
Beitrag zu Grundsatzfragen der Leistungsentlohnung vorzugsweise bei mechanisierter und teilweise automatisierter Fertigung
1965. 149 Seiten, 49 Abb. DM 68,—

HEFT 1461
Prof. Dr.-Ing. Joseph Mathieu, Dipl.-Ing. Ewald O. Dickhut und Dipl.-Ing. Karl-Heinz Kaps, Forschungsinstitut für Rationalisierung an der Rhein.-Westf. Technischen Hochschule Aachen
Der standardisierte kalkulatorische Verfahrensvergleich und seine Durchführung mit Hilfe von Lochkarten
1965. 77 Seiten, 6 Abb., zahlreiche Tabellen. DM 49,—

HEFT 1516
Dipl.-Psych. Hans-Georg Greve und Dipl.-Psych. Oskar Meseck
Klärung des diagnostischen Wertes von Verfahren der psychologischen Eignungsuntersuchung
1966. 283 Seiten mit Fragebogenfassungen, Tabellen und Beobachtungsbogen im Anhang. DM 72,—

HEFT 1544
Dr. med. Hans Gerd Wenzel
Max-Planck-Institut für Arbeitsphysiologie, Dortmund
Die Erholungsdauer nach Hitzearbeit als Maß der Belastung
1965. 79 Seiten, 38 Abb., 8 Tabellen. DM 39,80

HEFT 1604
Dipl.-Ing. Hans R. Seifert
Max-Planck-Institut für Arbeitsphysiologie, Dortmund
Der Wärmeaustausch durch die schweißbedeckte Haut bei Umgebungstemperaturen oberhalb der Hauttemperatur (Modellversuche)

HEFT 1608
Paul Kaser
Ältere Arbeitnehmer in der Industrie Nordrhein-Westfalens
Ihre Einstellungen und Verhaltensweisen innerhalb und außerhalb des Betriebes. Ergebnisse einer empirischen Untersuchung des Instituts für Selbsthilfe und Sozialforschung e.V., Köln
1966. 161 Seiten, zahlr. Tabellen. DM 70,80

HEFT 1616
Prof. Dr.-Ing. Walter Rohmert, Direktor des Instituts für Arbeitswissenschaft der Technischen Hochschule Darmstadt. Arbeit aus dem Max-Planck-Institut für Arbeitsphysiologie, Dortmund
Direktor: Prof. Dr. med. Gunther Lehmann
Leiter: Prof. Dr. med. Erich A. Müller
Maximalkräfte von Männern im Bewegungsraum der Arme und Beine
1966. 38 Seiten, 16 Abb., 10 Tabellen. DM 24,70

HEFT 1652
Dr. med. et phil. Gerd Jansen, Max-Planck-Institut für Arbeitsphysiologie, Dortmund
Versuch einer Klassifizierung von Industriegeräuschen
Dr. med. et. phil. Gerd Jansen und Dr. phil. H. C. Micko
Untersuchungen über die Störwirkung von Geräuschen bei unterschiedlich schwierigen intellektuellen Tätigkeiten
1966. 57 Seiten, 8 Abb., 11 Tabellen. DM 33,60

HEFT 1653
Deutsches Krankenhausinstitut e.V., Düsseldorf
Physikalische Therapie. Studie zur betrieblichen und baulichen Gestaltung physikalisch-therapeutischer Abteilungen Allgemeiner Krankenhäuser
1966. 130 Seiten, zahlr. Abb. und Tabellen. DM 83,20

HEFT 1661
Prof. Dr. rer. nat. Heinz Schmidtke, Max-Planck-Institut für Arbeitsphysiologie, Dortmund und Institut für Arbeitspsychologie der Technischen Hochschule München
Untersuchungen über die Auswirkungen anhaltenden Stehens auf psychische Leistungen
1966. 72 Seiten, 7 Abb., 28 Tabellen. DM 38,80

HEFT 1687
Dipl.-Ing. K. H. Eberhard Kroemer, Max-Planck-Institut für Arbeitsphysiologie, Dortmund
Direktor: Prof. Dr. med. Gunther Lehmann
Über die ergonomische Bedeutung der räumlichen Lage kreisbogenförmiger Bewegungsbahnen von Betätigungsteilen. Beitrag zur Ermittlung der zweckmäßigen Art und günstigen räumlichen Anordnung von Betätigungsteilen (Bedienteilen), die wiederholt gegen Widerstandsmomente bis 7 mkp hin und herbewegt werden
1966. 99 Seiten, 27 Abb., 27 Tabellen. DM 57,70

HEFT 1701
Dr. phil. Carl-Alexander Roos, Forschungsinstitut für Rationalisierung an der Rhein.-Westf. Technischen Hochschule Aachen
Direktor: Prof. Dr.-Ing. Joseph Mathieu
Das Tätigkeits- und Anforderungsbild des »Operations Research«.
1966. 78 Seiten. DM 27,—

HEFT 1711
Dipl.-Psych. Dr. phil. Werner H. Tack, Psychologisches Institut der Universität Hamburg, in Verbindung mit der Deutschen Gesellschaft für Ortung und Navigation e. V., Düsseldorf
Interpretationsleistungen beim Umgang mit Schiffsradar
Eine Untersuchung psychischer Prozesse bei der Interpretation von Radarbildern
1966. 104 Seiten, 29 Abb., 19 Tabellen. DM 57,60

HEFT 1736
Prof. Dr. rer. nat. Heinz Schmidtke, Institut für Arbeitspsychologie der Technischen Hochschule München
Leistungsbeeinflussende Faktoren im Radar-Beobachtungsdienst
1966. 42 Seiten, 15 Abb., 5 Tabellen. DM 21,—

HEFT 1764
Dr.-Ing. Jürgen Jenrich, Institut für Arbeitswissenschaft der Rhein.-Westf. Technischen Hochschule Aachen
Direktor: Prof. Dr.-Ing. Joseph Mathieu†
Untersuchungen zur methodischen Erarbeitung von Berufsanforderungsbildern für Fahrertätigkeiten
1966. 66 Seiten, 2 Abb., 20 Tabellen. DM 34,70

HEFT 1773
Dr. med. Otto Wünsche, Ärztliche Forschungsstelle für Caissonarbeiten im Institut für Flugmedizin der Deutschen Versuchsanstalt für Luft- und Raumfahrt e.V., Bad Godesberg
Die Wirkung der Arbeiten unter erhöhtem Luftdruck auf den Menschen
1966. 56 Seiten, 45 Abb., 4 Tabellen. DM 36,—

HEFT 1787
Prof. Dr. Erich A. Müller und Dipl.-Ing. Herbert Schnauber, Max-Planck-Institut für Arbeitsphysiologie, Dortmund
Der Tremor bei statischer Haltearbeit in Abhängigkeit von Kraft, Masse, Elastizität und Dauer

Verzeichnisse der Forschungsberichte aus folgenden Gebieten können beim Verlag angefordert werden:
Acetylen/Schweißtechnik – Arbeitswissenschaft – Bau/Steine/Erden – Bergbau – Biologie – Chemie – Druck/Farbe/Papier/Photographie – Eisenverarbeitende Industrie – Elektrotechnik/Optik – Energiewirtschaft – Fahrzeugbau/Gasmotoren – Fertigung – Funktechnik/Astronomie – Gaswirtschaft – Holzbearbeitung – Hüttenwesen/Werkstoffkunde – Kunststoffe – Luftfahrt/Flugwissenschaften – Luftreinhaltung – Maschinenbau – Mathematik – Medizin/Pharmakologie – NE-Metalle – Physik – Rationalisierung – Schall/Ultraschall – Schiffahrt – Textilforschung – Turbinen – Verkehr – Wirtschaftswissenschaften.

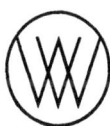
Springer Fachmedien Wiesbaden GmbH

GPSR Compliance
The European Union's (EU) General Product Safety Regulation (GPSR) is a set of rules that requires consumer products to be safe and our obligations to ensure this.

If you have any concerns about our products, you can contact us on

ProductSafety@springernature.com

In case Publisher is established outside the EU, the EU authorized representative is:

Springer Nature Customer Service Center GmbH
Europaplatz 3
69115 Heidelberg, Germany